파킨슨병 환자의
더 행복한 인생을 위한
10가지 비밀

지은이 Michael S. Okun

파킨슨병 치료 분야의 세계적인 권위자로, 『파킨슨병에 대해 전문가에게 물어보세요』, 『잠들기 전의 교훈』 등 많은 저술을 통해 파킨슨병과 이상운동질환을 앓는 사람들을 대변하고 그들에게 힘이 되어 왔다. 현재 플로리다 주립 의과대학 신경과의 〈이상운동질환과 신경회복센터〉 교수이자 책임자이다.

옮긴이 이호원

경북대학교 의과대학을 졸업하고 동 대학원에서 퇴행성 뇌질환을 전공했다(의학박사, 신경과 전문의). 미국 텍사스 베일러 의과대학 신경과에서 치매와 알츠하이머병을, 미국 플로리다 주립 의과대학 신경과에서 파킨슨병과 이상운동질환을 공부했다. 대구 · 경북 노인보건의료센터장과 칠곡경북대병원 뇌신경센터장을 역임하였으며, 현재 경북대학교 의과대학 신경과 교수로 재직 중이다.

초판 1쇄 2013년 12월 20일
초판 4쇄 2021년 4월 30일
지은이 Michael S. Okun
옮긴이 이호원
펴낸이 홍원화
펴낸 곳 경북대학교출판부
출판등록 1973년 10월 10일 ㉣97호
주소 대구광역시 북구 대학로 80
전화 053-950-3830
팩스 053-953-4692
이메일 press@knu.ac.kr
홈페이지 www.knupress.com
ISBN 978-89-7180-386-8 93510
※파본은 바꾸어 드립니다.

파킨슨병 환자의 더 행복한 인생을 위한 10가지 비밀

Michael S. Okun 지음
이호원 옮김

경북대학교출판부

파킨슨병에서
희망과 행복한 인생으로 가는 길

최근에 발표된 파킨슨병의 향후 예상 추이를 보면 가히 충격적이다. 그 추정치가 맞다면 우리는 당장 앉은 자리에서 일어나 앞으로 창궐할 질병의 시작점에 서 있다는 사실을 인식하는 것부터 새로 해야 할 것이다. 다인구 국가들에서 파킨슨병 환자들의 수가 2030년이면 지금의 두 배가 되어 3,000만 명에 이르게 된다니 생각만 해도 끔찍하다. 가파르게 상승하는 이 통계 수치를 못 믿을 수도 있겠지만, 이는 인구의 지속적인 고령화로 나타나게 될 엄연한 사실이다. 고령화는 파킨슨병을 일으키는 부정할 수도, 피할 수도 없는 위험 인자다. 기대수명이 증가할수록 파킨슨병의 유병률은 높아지는데, 다시 말해 우리가 100세까지 산다면 모두가 파킨슨병에 걸릴 수 있는 비극의 시대가 도래하는 것이다.

나는 국립파킨슨재단의 의료 책임자로서 세계 각국을 다니면서 수만 명의 파킨슨병 환자들, 그 가족들과 친구들을 만났다. 그들의 마음속에 있던 가장 많은 질문 중의 하나는 "저와 제 주위 사람들이 더 나은 삶을 살기 위해 할 수 있는 일이 무엇이 있을까요?"였다. 나는 이 궁금증에 대한 답을 지구 상의 모든 파킨슨병 환자들과 그 가족들과 공유하기 위해 이 책을 쓰게 되었다. 과거 나의 동료들과 함께 우리는 이 책을 가능한 한 많은 언어로 번역하기로 했다. 그리하여 파킨슨병을 앓고 있을지라도 희망을 잃지 않고 더 행복한 인생을 살 수 있는 비밀이 전 세계에 알려지는 것이 우리의 바람이자 목적이다.

파킨슨병과 함께 가는 황혼기

미국 플로리다는 지금 한창 더운 여름이다. 이곳에서도 예전 같으면 동네 운동장마다 개구쟁이들로 복작거릴 텐데 언젠가부터 애들이 눈에 잘 뜨이지 않게 되었다. 아이들 수가 적은 대신 어딜 가나 은발의 노인들이 활발한 활동을 하고 있다. 이곳 플로리다뿐만 아니라 한국도 마찬가지다. 고령화 시대는 전 지구적으로 현재 진행형이다. 그런데 옛날 노령층과 지금의 그것이 다른 점은 훨씬 건강하고 사회활동 또한 활발하다는 점이다.

옛날에는 건강한 노인이 드물었다. 각종 질병과 사고, 특히 파킨슨병은 건강한 황혼은커녕, 기본 생활을 도움 없이 해 나가는 것조차 불가능하게 했다. 하지만 근래 눈부신 의학 발전으로 파킨슨병은 더 이상 노인을 주저앉히지 못한다. 이제는 적절한 치료를 한다면 천수를 다할 때까지 사람과 파킨슨병이 함께 가는 형국이 되었다. 참으로 고무적인 일이다. 다만 파킨슨병이 완치된다는 것이 아니라 유지된다는 것을 잘 인식해야 한다.

모든 질환이 그렇겠지만 파킨슨병도 환자 본인, 의료진, 가족들 모두의 노력을 요구한다. 앞에 말한 바와 같이 완치가 아니라 유지되면서, 천수를 다하기까지 함께 가기 때문에 장시간의 노력을 요한다. 그러려면 환자 본인과 가족 모두 파킨슨병에 대한 지식과 깊은 이해가 꼭 필요하다. 또한 약물 복용법, 기구 사용법, 의료진과의 바람직한 관계 등도 중요하다. 한 예로 약물 복용법을 오해하여 한 달분으로 처방된 약을 두 달 동안 복용하여 병이 악화되어 병원을 찾는 안타까운 경우도 있다.

사람은 누구나 인간다운 삶을 바라며 이는 노인, 환자들에게도 마찬가지다. 단순한 생명유지를 넘어서서 존엄성을 유지하며 행복한 황혼을 보내는 것, 이것은 우리 모두의 소망일 것이다. 파킨슨병 환자들이 자신의 병을 보다 깊이 알고 이해한다면 이러한 삶을 사는 것이 보다 쉬워질 것이다. 이 책이 거기에 작으나마 도움이 된다면 옮긴이로서 보람은 충분할 것이다.

2013년 여름, 미국 플로리다대학교 의과대학 연구실에서

이호원

목차

서론

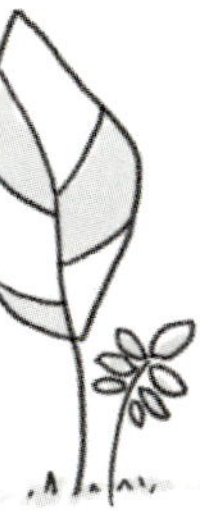

"당신은 파킨슨병입니다." 매년 전 세계에서 약 5만 명의 사람들이 이 말을 듣고 가슴이 찢어지는 듯한 고통과 함께 그간의 모든 꿈을 상실하게 된다. 진단을 받을 당시의 충격이 어느 정도 진정되고 나면, 환자의 마음속에는 다음 질문이 떠오르게 된다. "치료법은 있나?" 현재 그 대답은, "아니요."이다. 처음으로 진단을 받게 된 환자들은 이제 자기도 모르는 사이에 이 붐비고, 복잡하며, 불안정한 긴 여정을 향해 첫발을 내딛게 된 것이다.

19세기 말과 20세기 초의 중국의 유명 작가로서 죽음과 인류에 대한 글을 남긴 루쉰(Lu Xun)은 "희망은 존재한다고, 존재하지 않는다고도 말할 수 없다. 희망은 그저 지구 위의 길과 같다. 애초에 지구 위에는 길이 없었지만 많은 이들이 한 방향으로 걷다 보니 하나의 길이 만들어졌다."[1]*라고 하였다. 우리는 파킨슨병 환자들 각각의 세대가 기나긴 길을 이어 왔다고 말할 수 있다. 어떤 방관자는 파킨슨 길

* 본문 중 [1], [2], [3] 등은 이 책 뒤쪽에 붙인 참고 문헌의 번호를 가리킨다.

을 가는 사람에게 손을 내밀다가 우연히 그 길을 잇게 되었고, 이 병과 무관한 다른 이들 또한 여러 가지 이유로 이 여정에 동참하게 되었을 것이다. 그리고 여정의 종착지에 도착하기 위해 필요한 희망, 불빛, 그리고 과학을 이 '다른 이들'이 제공할 수 있는 것이다.

수천 명의 파킨슨병 환자들의 이야기를 들으면서 나는 깊은 감명을 받았다. 치료법을 찾기 위해 필요한 모든 단서들은 그들의 풍부한 사연과 경험들에서 출발했으며, 우리가 아직 발견하지 못한 이야기들이 이미 들은 것 못지않게 중요한 까닭 또한 여기에 있다. 이 책에서는 파킨슨병 환자가 더 행복하고 의미 있는 인생의 길을 가도록 도와줄 나침반이 되는 여러 이야기들 중 훌륭하고 중요한 것들만 뽑아 놓았다. 그 내용 중에는 이 병의 대증 치료에 있어서의 주요 '히트작'과 '실책'이 포함되어 있으므로, 각각에 대한 사유, 과학, 경험을 통해 환자, 간병인, 가족들의 지식 기반을 쌓는 데 크게 도움이 될 것이다. 각각의 여러 관점들을 연결하고 파킨슨병의 의문들을 하나하나 풀다 보면 희망과 행복으로 가는 숨겨진 길이 나타날 것이다.

처음에 환자와 가족을 만날 때면, 나는 호기심 섞인 곁눈질과 긴 한숨을 대면하게 된다. 내 초기 경력 중에서 뉴욕의 마이클 J. 폭스 파킨슨병 연구재단 방문이 아직도 생생히 기억이 난다. 내가 폭스 재단 연구비의 첫 번째 수령자들 중 한 명으로 만찬에 참석하였을 때, UCLA에서 온 한 남자가 테이블의 옆 친구에게 귓속말로, "저 사람이 오쿤이야? 나는 훨씬 더 나이가 들었을 줄 알았는데."라고 말하는 것이었다. 이런 말을 배우자로부터 종종 듣곤 하는데, 사람들의 일반적인 생각과 달리 나는 이런 말을 듣는 것을 진정 즐기는 편이다. 왜냐하면 이런 말들은 소중한 환자, 가족과 나와의 동반 여행이 이제 시작되었다는 것을 알려 주기 때문이다. 나의 바람이 불티가 되어 희망의 불씨를 지펴서 환자가 더 행복하고 의미 있는 삶이라는 종착지로 가도록 도울 수 있는 여정, 그 시작점을 말이다. 시간이 흐르면서 환자 한 명 한 명과 함께 나 또한 성장하게 되었고, 결국 그들의 여정이 바로 나의 여정이었다.

내가 아버지로부터 물려받은 능력 중 하나는 삶의 중요한 순간을 감지하고 인식하는 능력이다. 스티브 잡스(Steve Jobs)는 팀원들에게 "여기에 있는 모든 사람들은 바로 지금이 우리가 미래에 영향을 미치고 있는 순간이라는 것을 감지하고 있을 것이다."라고 한 적이 있는데, 나는 환자와 제일 처음 면담을 할 때 이와 비슷한 인식을 한다. 나는 여러 명의 인생이 결정지어질 여정의 '안내자' 역할에 지원하는 것이다. 환자와 가족의 내밀한 속사정과 역학 관계를 공유할 것이고, 신뢰받는 고문 역할도 하게 될 것이다. 방 안의 모든 사람들은 곧 나의 연락 번호, 이메일, 음성 메일, 웹 주소를 알게 된다. 물론 나의 말 한마디가 중요하다는 사실 또한 잘 알고 있다.

한 여정을 시작할 때마다 나는 스타인벡(Steinbeck)의 말을 떠올리곤 한다. "여정은 결혼과 같다. 당신이 그것을 조절할 수 있다고 생각한다면 잘못된 것이 확실하다."[2] 얼마나 많은 계획을 세웠고 얼마나 많은 돈을 모았든지 얼마나 주의 깊든지, 얼마나 많은 존중을 받건 간에, 당신은 결국 나의 진료실에서 파킨슨병의 진단을 받는 것으로 끝나게 될 수 있다. 여정의 자연적인 경로를 바꾸어 줌으로써 건강상으로 재앙적인 상황에 빠지는 것을 회피할 수 있다고, 나는 생각한다.

가끔 환자 중심 치료에 대한 희망의 뿌리를 튼튼히 하는 것에 대해 스스로에게 철학적인 질문을 던지곤 한다. 신속히 치료하지 못하면서 현실적인 낙관, 실증주의, 그리고 희망을 주는 것이 과연 가능한가? 나는 가능하다고 믿는다. 당신이 핵심 가치들을 발전시키고 믿음을 키운다면 이 모든 것이 가능하다고 나는 믿는다. 핵심 가치를 발전시키면 희망이라는 밀알이 자랄 수 있다. 간디(Gandhi)는 "믿음은 붙잡는 것이 아니라, 그 상태로 우리가 성장해 가는 것"[3]이라고 설파한 바 있다.

내가 "당신은 파킨슨병입니다."라고 말하는 때가 중요한 순간이다. 그 순간부터 우리의 공동 임무는 이 용어 — 파킨슨병 —로 인해 한 사람 또는 한 가족이 규정되어 버리지 못하도록 하는 것이 된다. 사람을 규정하는 것은 핵심 가치에 의해서지 갖고 있는 질병에 의해서가 아니라고 우리는 환자들에게 일깨워 주어야 한다.

나는 전 세계를 다니며 파킨슨병과 관련된 환자와 가족들에게 강의하는 특권을 누려 왔다. 매일 아침 일어나 새로운 도전이나 새로운 장애에 맞서는 사람들의 이야기, 그 비극, 용기에 나는 놀라고 감명받았다. 2006년 이후 국립파킨슨재단의 무료 웹 포럼인 '의사에게 물어보세요' 페이지에서 그동안 무려 1만 개 이상의 질문을 받았다. 내가 처음 이 포럼을 맡아 달라는 전화를 받고 국립파킨슨재단의 의료책임자로 임명된 당시에는 그 이후의 경험들이 나를 어떻게 변화시킬 것인지 전혀 몰랐다. 하지만, 지금 와서 돌이켜 보면 그 동안의 여정에서 만난 환자들과 가족들 덕분에 나는 만성 신경질환에 대해 정신적으로 더 성숙해 질 수 있었다.

내 인생에서 내가 가장 부족하다는 느낌을 받은 것은 파킨슨병 및 만성 신경 질환자와 그 가족들과 보낸 시간들, 그때였다. 내가 부족하다는 형용사를 쓴 이유는, 환자들과 직접 만나거나 웹 포럼에서 대화를 하는 시간이 지나면 지날수록 사람들의 인생을 바꿀 수 있는 단순하면서도 중요한 이슈들이 점점 더 드러났기 때문이다. 어떤 환자에게 그것은 다시 걷는 것이었고 다른 환자에게는 목소리를 되살리는 것이었으며 또 많은 이들에게 그것은 꿈을 빼앗아가고 행복을 박탈해 갔던 우울증, 불안, 절망의 늪을 딛고 일어서는 결과가 되었다. 나는 이 용기 있는 한 사람 한 사람과의 여정에서 많은 것을 배웠다. 경청이 매우 중요하다는 사실을 알게 되었고, 특정 환자나 가족들이 희망과 더 행복한 인생으로 가는 '비밀들'을 이미 알고 있다고 사전에 단정하지 말아야 한다는 점도 깨달았다. 이제 우리는 이 비밀들을 공유해야 한다.

파킨슨병과 만성 신경 질환자들 대부분이 직면하는 문제들이 그 분야의 전문가들에게는 명확할지 몰라도, 대부분의 환자와 가족들은 간단한 몇 가지 비밀도 모르는 경우가 많았다. 이 비밀들이 드러나면 그들의 인생이 바뀔 수 있다. 이 비밀들이 온전히 받아들여지면, 전 세계 수백만 명의 사람들에게 희망, 더 나은 삶, 더 의미 있는 존재라는 선물을 줄 수가 있다.

이 책을 쓴 목적은 파킨슨병과 만성 신경 질환으로 고통 받는 모든 사람들과 희망과 더 행복한 인생을 살기 위한 10가지 비밀을 공유하기 위함이다. 이 책의 집필을 구상할 때쯤 나는 TV 아나운서 모트 콘드레이크(Mort Kondracke)와 함께 저녁을 먹고 있었다. 그는 신망 있는 언론인이자 벨트웨이 보이즈(Beltway Boys), 맥로린 리포트(McLaughlin Report), 롤 콜(Roll Call)과 같이 정치적으로 중요한 씽크탱크의 공헌자로서 37년간 일해 왔고, 그의 부인은 미국 국립보건원과 에모리 대학의 나의 후원자들, 동료들 밑에서 공부했다. 모트는 파킨슨병에 대한 더 많은 연구와 관심을 촉구하고 지원 기구를 구성하는 데 가장 큰 목소리를 내는 사람 중의 한 명이었는데, 공교롭게도 그의 부인 밀리(Milly)에게는 파킨슨병은 아니지만 그와 유사해 보이는 만성 신경병이 나타났다. 모트는 파킨슨병에 관한 아주 사소한 비밀조차 파킨슨병뿐만 아니라 다른 질병들에게까지 공유될 수 있고, 그로 인해 모든 만성 신경장애 환자들이 혜택을 받을 수 있다고 하였다. 나는 그의 충고를 받아들이고 이 책에 최선을 다하기로 했다.

이 책의 각 장에서 나는 각각의 중요한 비밀을 공개할 것이며 그 이면에 있는 통찰, 이성, 경험, 과학을 설명할 것이고, 나와 그 비밀들의 수혜를 받은 환자들에 대해 이야기할 것이다. 그 환자들은 믿음의 씨앗을 심었으며, 희망을 키우는 법을 배웠고, 만성질환을 앓고 있으면서도 행복을 찾기 위해 필요한 핵심 가치들을 발견한 사람들이다.

이 책의 목표는 단순하다. 비밀들을 공유해서 전 세계의 파킨슨병을 앓고 있거나 앓게 될 모든 이들이 알도록 하는 것이다. 나는 운 좋게도 파킨슨병을 치료하는 의사들을 교육하는 과정과 상호협력 강의에 참가했고 수강자들은 현재 거의 모든 대륙에서 진료를 하고 있다. 그들은 매일 환자중심 치료의 실례들을 보내오고 있으며, 이 세대와 다음 세대에게 희망을 키우는 일을 하고 있다. 그들 모두가 이 책을 그 나라의 언어로 번역하여 가능한 한 많은 사람들이 볼 수 있게 하자는 나의 요청에 대해 주저 없이 수락해 주었다. 그들이 나의 영웅들이다.

파킨슨병의 유병률 추정치는 충격적이다. 그 수치를 보면 우리는 당장 자리에서 일어나 파킨슨병과 만성 신경질환의 현실을 깨닫고 전 세계적으로 다가오는 위기에 대비해야 한다. 대부분의 다인구 국가에서 파킨슨병 환자들의 수가 2030년까지 현재의 두 배인 약 3000만 명이 될 것이라는 점을 생각하면 공포스럽다.[4] 파킨슨병 발생의 가장 중요한 위험인자가 고령화로 밝혀져, 우리가 100세까지 산다고 가정하면 모두 다 이 잠재적인 대재앙을 현실로 마주하게 되는 셈이다.

이 책의 목적은 믿음을 불러일으키고 희망의 씨앗을 키워, 환자가 자신의 주요 가치를 발견하게 도와주고 삶을 개선시킬 '비밀들'을 사용하도록 하는 것이다. 파킨슨병과 만성 신경 질환을 앓고 있는 모든 환자와 가족들은 희망을 찾아 키울 수 있다. 희망은 행복으로, 행복은 다시 의미 있는 삶으로 우리를 이끌 것이다.

1
증상을 알아야 한다

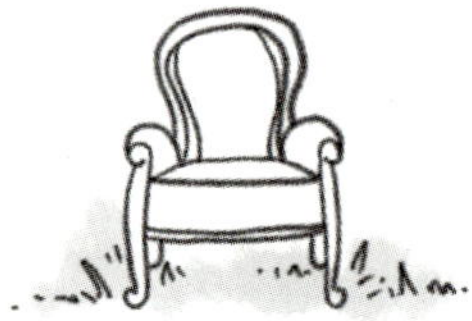

"나는 징후 하나를 찾는다. 다음에 어디로 갈 것인지, 또 언제 다른 징후가 나타날지 알 수 없다. 하지만 가장 불신해야 할 태도는 그 징후가 오류라고 밝혀지기만을 마냥 기다리는 것이다."

– 질리안 로렌(Jillian Lauren), *Pretty: A Novel*

"아빠 행동이 이상해요.", "아빠가 몸을 막 떨어요.", "아빠가 걸음을 떼지 못해요.", "은행에서 아빠의 사인이 안 맞는대요." 내가 환자 가족들에게 자주 듣게 되는 말이다. 손으로 쓴 편지가 그립기는 하지만, 새로운 시대의 기술들 덕택에 가족들이 더 신속히 커뮤니케이션을 할 수 있게 되었고 더 중요한 점은 매력적이고 생산적인 의사-환자 관계를 형성할 가능성이 높아졌다는 것이다.

나는 수련 중인 젊은 의사들에게 우리가 의사-환자 관계와 의사-보호자 관계를 증진할 수 있는 강력한 도구 — 스마트 폰 — 를 가지고 있다는 사실을 상기시키곤 한다. 빠르고 믿을 수 있는 전자 반응을 통해 긴박한 상황이 전달됨으로써 이후의 상호관계를 위해 적절한 분위기가 형성될 수 있다. 진정한 환자중심의 공감을 이루는 데 있어서 최초의 접촉과 반응이 중요하다. 진정한 공감을 대체할 수 있는 것은 없다.

고통스러운 신경질환에 직면한 환자와 가족들에게는 신속한 확인과 결정이 중요하다. 환자나 가족이 의사를 찾았을 즈음에는 걱정, 좌절, 그리고 불안 중 하나가 이미 깊게 뿌리내리고 있을 것이다. 의사로서 처음에 할 수 있는 가장 좋은 일은 즉시 진료 약속을 잡아 주고, 환자와 가족들의 질문에 답이 있다는 사실을 확인시켜 주는 것이다.

플로리다에 있는 우리 대학의 운동 질환과 신경재활 센터의 철학은 서비스가 흠잡을 데 없어야 하고, 예약, 접수, 간호사를 포함하는 모든 직원들이 진정으로 환자중심의 경험이라는 비전을 지향하는 것이다. 우리는 이러한 관점을 가질 때 환자에게만 이익이 돌아가는 것이 아니라 우리를 더 좋은 의사로 만들어 주고 팀으로서 더 나은 상호협력 관계를 이끌어 낸다는 것을 깨달았다. 마야 안젤루(Maya Angelou)는 "내 경험에 의하면 사람들은 상대방이 말한 것, 행동한 것은 잊어버리지만 본인이 어떤 느낌이었는지는 절대 잊어버리지 않는다."라고 하였다.

최초의 발생

밤새 항공기를 타고 왔거나 장거리 운전을 해서 온 매우 근심 어린 가족이 증상의 발생 후 몇 시간에서 며칠 만에 검사를 받기 위해 진료실에 나타난다. 나에게도 아버지로 인해 유사한 감정과 장거리 이동을 해야 했던 아픈 기억이 있다. 그 때의 순간순간들이 내 기억 깊숙이 자리잡고 있어서, 아직도 환자들을 볼 때마다 강한 공감을 느끼곤 한다.

걱정이 가득한 이 환자와 가족들은 처음에 주치의와 상담한 내용을 마음속으로 계속, 자나 깨나, 되돌려 보았을 것이다. 그리고 이때의 경험으로 인해 후일 생생한 꿈을 꾸게 되거나 외상 후 스트레스로 남는 경우도 많다.

이게 끝이 아니고 이제야 비로소 하나의 여정이 시작되는 것이라는 것을 가족들에게 명확히 알려 주는 것이 의사로서 우리가 할 일이다. 도움을 요청하는 첫 번째 편지가 희망의 시작점이 되곤 한다. 그 희망의 불씨가 앞으로 그들의 여정을 안내해 줄 횃불이 되어 활활 타오르게 해야 한다.

가족 간의 내부 대화에서 여러 가지 걱정이 시작되어, 상대적으로 흔한 뇌질환이 아버지의 증상에 대한 '경쟁자'로 등장한다. 가족 구성원들 사이에서 주로 네 가지 질환, 즉 알츠하이머병, 루게릭병, 뇌졸중/뇌종양, 파킨슨병에 대한 의심이 맴돌게 된다. 나는 최근에 미국의 전형적인 중산층에서부터 잘 알려진 최고경영자 가족까지 다양한 사람들에게 파킨슨병을 진단받기 전에 이 네 가지 질환의 차이를 알고 있었느냐는 질문을 했고, 그 대답은 "아니요."였다. 그들은 이 네 가지 질환을 모두 동등하게 나쁘게 — 그것도 아주 나쁘게 — 받아들이며 주로 쓰는 표현은 '재앙'이었다.

좋은 소식이 있다면 이 네 가지 질환이 다 똑같지는 않다는 점이고 거기서 큰 희망이 시작된다. 이 질환들을 구별하기 위해 당신은 '증상을 알아야' 한다. 이것이 첫째 비밀이다.

의사-후원자와 후원자-교육자 관계의 형성

질병 관리의 중요한 비밀은 단순한 의사가 아니라 의사-후원자와 후원자-교육자가 되는 방법을 배우는 것이다.[5] 나는 이 개념을 성공적인 미식축구 코치이자 후원자-교육자로서는 더욱 성공적이었던 토니 둥기(Tony Dungy)로부터 배웠다. 의사라는 용어는 라틴어로 '가르친다'라는 뜻에서 유래하였으므로 우리는 이 지위를 계속 유지해야 한다. 우리의 역할이 환자에게 '코치하는 것'이라는 점을 잊지 말아야 한다.

나는 특히 파킨슨병으로 진단받는 것과 같이 한 가족의 구성원들이나 환자를 황폐화시키는 경우에는 유사한 진단들의 차이점을 알려 주는 것이 크게 가치 있는 일이라는 것을 깨달았다. 너무도 많은 사람들이 교육하는 일의 가치를 평가절하하고 있으며 그들에게 오는 '교육할 수 있는 순간들'의 기회를 놓치곤 한다. 존 F. 케네디(John F. Kennedy)는 미국 국민들에게 "교육을 우리의 원대한 재능을 발전시킬 수 있는 수단으로 생각하자. 왜냐하면 우리 국민 각자는 개인적인 희망과 꿈이 있고 각각의 그것들이 성취된다면 국민 개개인의 이익만 아니라 국가의 강력한 힘이 될 것이기 때문이다."라고 촉구했다.

파킨슨병은 알츠하이머병이 아니다

전 세계의 많은 사람들이 파킨슨병을 알츠하이머병의 한 가지 형태로 생각하는데, 이는 우리 의료계에서 이 오해를 풀어 주기 위한 노력을 충분히 기울이지 않았기 때문이다. 우리가 강의하는 곳이 부에노스아이레스건 런던이건 이스탄불이건 아니면 베이징이나 도쿄, 서울이건 간에 파킨슨병을 알츠하이머병처럼 나쁘게 생각하는 현상은 어디에서나 존재한다.

이 오해에 대해 더 살펴보기로 하자. 두 질환은 모두 뇌의 퇴행성 문제를 가지고 있고, 뇌세포의 괴사로 이어지며, 얼굴 표정과 같이 전반적 외양의 변화를 가져온다. 두 질환 모두 가족과 사회에 가시적이고 중대한 영향을 미치고 급여와 의료비용에 있어서 수십 억 달러의 손실을 야기한다. 마지막으로, 기억이 흐려지고 성격이 변할 수 있다. 환자의 아내로부터 "내가 결혼했을 때의 그 사람이 아니에요."와 같은 말을 얼마나 많이 들었는지 헤아릴 수 없을 정도다. 이러한 유사성이 있기 때문에 사람들이 파킨슨병과 알츠하이머병을 동일시하며 심지어 동일한 형용사 — 황폐화시키며, 불치이고, 화가 나게 하는 — 로 표현하는 것도 무리는 아니다.

이러한 세간의 인식을 이해하고, 의사-후원자와 후원자-교육자로서 사람들로 하여금 파킨슨병은 알츠하이머병이 아니라는 것을 이해하도록 교육하는 것이 중요하다. 가족들이 그 차이점을 알고 이해하게 되면 희망적인 생각이 되살아날 수 있다.

환자와 가족 모두가 파킨슨병이 알츠하이머병과 다르다는 사실을 이해하는 것이 매우 중요하다. 두 질환을 직접 비교함으로써 임상 증상과 질병 경과의 명백하고 중요한 차이를 알 수 있고, 뇌 조직을 분석해보아도 세 가지 신경퇴행성 질환(알츠하이머병, 루게릭병, 뇌졸중/뇌종양) 모두 파킨슨병과 혼동되지만 다른 질병인 것을 알 수 있다.

알츠하이머병은 신경퇴행성 질환으로서 뇌세포들이 괴사하여 기억 소실, 혼돈, 환각, 행동 장애, 사고의 어려움을 일으킨다. 일부 알츠하이머병 환자들은 파킨슨병과 유사한 특징 — 강직, 완서, 진전, 보행의 문제 — 을 보이므로 환자나 가족들이 구별하기 어려울 수도 있다. 드물지만 의사가 두 질환을 감별하기 힘든 경우에는 행동 질환을 전공한 신경과 전문의의 도움을 받거나 양전자단층촬영이라 불리는 특수 뇌영상 검사를 사용하기도 한다.

파킨슨병에서 흔히 나타나는 운동 증상들:

- 진전(20퍼센트에서는 나타나지 않음)
- 강직(뻣뻣해짐)
- 느려짐(운동 완서)
- 보행과 균형 문제
- 작은 글씨(소자증)

파킨슨병에서 흔히 나타나는 비운동성 증상들:

- 우울증, 불안, 정서 장애
- 무관심(냉담)
- 정신병(착시와 환각)
- 인식기능 이상(사고 장애)
- 자율신경 기능 이상(직립 시 저혈압, 위장 장애, 변비, 발한, 배뇨 장애, 성기능 이상)
- 수면 장애

짐(Jim)이라고 하는, 내가 좋아하던 환자가 알츠하이머병을 수년 동안 앓았다. 키가 크고 호리호리한 대학교수였던 그와 역사, 정치, 사회, 인간에 대해 교류했으며 서로가 읽은 책들을 회고하기도 하였다. 우리는 지나온 과거에 대해 이야기하곤 했는데, 나는 짐이 적절한 단어를 찾아 문장을 완성하는 것을 도와주었다. 하지만 짐은 점차적으로 기억을 잃어갔고 최근 나눈 대화나 진료 약속마저 잊기도 하였다. 내가 짐의 방에서 나온 후 바로 다시 그 방에 들어가면, 마치 누군가가 장난으로 그의 하드 드라이브의 재시작 버튼을 누른 것과 같은 일이 벌어졌다. 전에 있었던 일은 연기처럼 사라지는 것 같아 보였다. 이러한 일이 미국의 500만이 넘는 가구에서 매일 반복적으로 일어나고 있는데, 나는 이 경험을 통해 알츠하이머병 환자 가족들의 좌절과 아픈 마음을 어느 정도 느낄 수 있게 되었다. 배우자와 가족들은 수십 년간 저장되어 있는 기억과 과거를 공유하고 있지만, 마치 유명한 코미디를 보는 듯한 느낌의 와중에서 그들 역시 자기 자신을 잃어버리게 된다. 그들은 간병인의 중압감 증상을 보이며 "이 분이 제 아빠예요?", "이 사람이 저와 결혼한 그분이에요?"라고 물어보게 된다. 이 고전적 패턴의 기억 상실, 단어 찾기 어려움, 방향감각 이상이 보통 파킨슨병 환자에서는 나타나지 않으며, 이것이 두 질환의 결정적인 차이이다. 이는 중요한 차이점으로, 의사-후원자로서 우리는 두 질환의 이 분명한 차이를 환자와 가족들이 완전히 이해하도록 해야 한다.

알츠하이머병은 타우라는 단백질이 뇌에 침착한 질환이다. 뇌 조직에 갈색 타우 염색을 하면 플라크와 얽힌 혈관이 나타나 병리학적으로 알츠하이머병을 진단할 수 있다. 이와는 달리, 파킨슨병은 알파시누클레인이라는 다른 단백질의 침착에 의한다. 1912년에 베를린에서 태어나 후에 미국에서 활동한 프레드릭 루이(Frederick Lewy)라는 병리학자가 우연히 특이한 뇌 축적을 발견하게 되었다. 이 축적은 단백질 침착이라 불렸으며, 파킨슨병과 깊이 연관되어 있음이 밝혀졌다. 루이가 발견한 이 단백질의 침착이 파킨슨병을 일으키는 근원적 문제로 널리 받아들여졌고, 이 비정상적 단백질 덩어리를 그의 이름을 따서 '루이소체'라고 부르고 있다.[6, 7]

의학계에서 커다란 발견을 위해 서로 경쟁하며 무서운 질병에 대해 '발견자'의 이름을 붙이는 것이 나에게는 항상 이상하게 느껴진다. 나는 치료법에 이름을 붙이는 것이 더 이성적이라고 느끼며, 만약 누군가가 어떤 질병이나 단백질에 내 이름을 붙이고자 한다면 사양하겠다.

프레드릭 루이의 스토리를 이야기한 것은 환자와 가족들에게 퇴행성 질환들과 그 차이점에 대해 말해 줄 필요가 있다는 점을 강조하기 위해서다. 이러한 점에 대해 깊이 이해하여 잘 알게 되면 희망을 찾는 데 도움이 될 수 있다.

파킨슨병과 알츠하이머병의 또 다른 차이는 영향을 받는 뇌의 부위이다. 대부분의 사람들은 각기 다른 뇌 부위에서 나타나는 증상과 질환을 이해하는 것이 중요하다고 배울 것이다. 알버트 아인슈타인(Albert Einstein)이 사망한 후, 그의 천재성과 일반인과의 차이점을 알아내기 위해 뇌를 면밀하게 검사하고 부검하였다. 그 결과 공간 기억과 수학을 담당하는 부위가 예상보다 더 커서, 그 초인적 능력에 대해 일부 설명이 될 수 있었다. 아인슈타인의 뇌에서는 특정 부위의 일부 변화가 '특징' 또는 증진을 가져왔지만,[8] 질병에서는 한 곳 이상의 뇌 부위에 장애가 일어난다. 이러한 장애의 영향을 파악하기 위해 신경과 전문의가 동공 움직임, 안면 특징, 의식상태, 힘, 반사신경을 먼저 검사한 후 한 곳 이상의 특정 뇌 부위의 결핍에 대해 검사한다. 알츠하이머병에서 일차적으로 영향을 받는 부위는 기억에 필수적인 곳인 반면에, 파킨슨병에서는 냄새, 수면, 소화 기능을 담당하는 곳이다. 환자와 가족들이 증상을 알고 각 증상이 어디에서 기인한 것인가를 이해하면 왜 특정 증상과 특정 패턴이 나타나는지 이해할 수 있을 것이다.

파킨슨병이 진행되면 비정상 단백질은 하부 뇌간에서 상부 또는 대뇌 피질로 퍼져 나가며, 그 과정에서 단백질이 여러 운동 및 비운동 뇌 회로를 파괴하여 중요한 증상들이 겉으로 드러나게 되는 것이다.

노벨상을 수상한 스탠리 프루시너(Stanley Prusiner) 및 일부 과학자들은 파킨슨병이 뇌 안에서 감염증과 유사한 반응을 보인다고 믿었다. 프루시너는 프리온이라는 뇌 단백질 발견으로 유명한데, 프리온은 광우병 또는 크로이츠펠트-야콥병이라 불리는 매우 급속히 진행되는 치매를 일으킬 수 있다.(이 역시 공교롭게도 처음 이 질병을 기술한 두 신경과학자의 이름을 땄다.) 수년간 아무도 스탠리를 믿지 않았고, 그의 동료, 친구, 국립보건원 모두 그에게 등을 돌렸으며 많은 이들이 그 질병과 확산에 대한 스탠리의 생각을 비웃었다. 하지만 스탠리의 프리온 단백질 이론이 결국 옳은 것으로 입증되었고 최근에는 이 단백질이 이주하여 뇌에서 감염증과 같이 작용한다는 가설로 주목을 받고 있다. 이 가설은 질병이 뇌 조직에서 어떻게 퍼져 나가는지에 대한 흥미로운 설명이 된다.[9]

파킨슨병을 일으키는 뇌 단백질이 실제로 감염증처럼 발현되는 것일까? 프루시너가 오래전에 그의 이론을 이야기하였을 때, 이에 관심을 가진 과학자들은 단백질 프로세싱이 이 아이디어를 뒷받침할 것이라 하였고 후에 이것이 사실로 드러났다. 일부 과학자들은 건강한 도파민 세포를 사람의 파킨슨병 뇌에 이식하였을 때 파킨슨 단백질에 의해 세포들이 병든다는 독특한 반응을 소개하기도 했다. 나쁜 단백질이 뇌에서 퍼져 나가는 것은 사실이지만, 파킨슨병이 감염증 자체에 의한 것은 아니다. 이 나쁜 단백질의 작용 양태의 정확한 원인과 그 기능은 여전히 의문인 상태다.

초기의 수개월 또는 수년간의 퇴행 과정 후, 루이소체는 뇌의 깊숙한 곳으로 이동하여 운동(진전, 강직, 완서)과 비운동 기능(우울, 불안, 무관심, 성기능 이상, 기억, 사고)을 담당하는 두 영역 모두에 침투한다. 신경질환을 앓는 환자들과 가족들은 뇌 안의 위치가 중요하다는 점을 알아야 한다. '위치, 위치, 위치.' 위치가 증상을 말해 준다.

파킨슨병과 대조적으로, 알츠하이머병 환자는 인지와 기억과 관련된 증상들이 조기에 나타난다. 파킨슨병에서는 인지와 관련된 증상이 더 경증이고 몇 년 더 늦게 나타난다. 과학자들은 파킨슨병에서 증상이 늦게 발현되는 이유가 뇌 심부의 회로에서부터 인지와 행동을 담당하는 '더 위쪽의' 부위로 퍼지는 퇴행 과정에 시간이 소요되기 때문으로 생각하고 있다.[10-12] 조지 버나드 쇼(George Bernard Shaw)는 "시간이 충분하다면 모든 일은 누구에게나 언젠가는 일어난다."라고 했는데, 이는 정상 노화의 과정에서 파킨슨병이나 알츠하이머병과 같은 변화가 얼마나 많이 발생하는 것인지를 역설적으로 말해 준다.

현재 사용되는 알츠하이머병의 대증적 치료법으로는 다중/상호협력 팀, 콜린에스테라제 억제제(아세틸콜린을 자극하여 기억력을 개선), 메만틴(학습과 사고에 중요한 글루타메이트를 자극), 행동 훈련법, 환자/가족에 대한 교육이 있다. 알츠하이머병에 사용되는 약물들과 치료법들은 대부분 제한적 효과만을 가지며, 기억력은 빠르게 상실된다.

반면에, 파킨슨병의 치료는 더 강력한 편이다. 도파민 대체요법은 환자들에게 '각성'을 이끌어 내며, 몇 가지 다른 약물학적 전략 덕택에 현대의 파킨슨병 환자들은 운동성 또는 비운동성 장애가 나타나기 이전 수년간 완전하고 의미 있는 삶을 살 수 있다. 환자에게 이 수년의 시간은 인생의 본질과 의미를 달성할 수 있는 기회가 된다.

파킨슨병과 루게릭병의 구별

루게릭병이 종종 파킨슨병과 혼동되지만, 환자와 가족이 옳은 정보를 가지고 있다면 그 차이도 쉽게 구별할 수 있다. 루게릭병은 앞뿔이라 불리는 척수의 신경 세포 한 층의 소실로 인해 발생하고, 이 세포들이 소실되면 체내 근육과 적절한 커뮤니케이션을 할 수 없게 되어 근육의 연축, 소모, 쇠약이 나타난다. 목과 가슴의 근육이 영향을 받게 되면 말하기, 삼키기, 호흡에 문제가 생긴다. 약 10퍼센트의 환자는 유전적이며 대부분의 환자는 진단 후 사망까지 2~5년간의 매우 짧은 유병기간을 갖는다.

많은 미국인들은 루게릭병의 전형적인 과정이 영국의 저명한 이론 물리학자인 스티븐 호킹(Stephen Hawking)과 같을 것이라고 생각한다. 하지만 실제로는 호킹이 다소 예외적인 경우이며 루게릭병은 파킨슨병과 달리 급속히 진행되는 퇴행성 질환이다. 루게릭병은 독특한 단백질 침착을 보이기 때문에, 이를 우리는 루이소체 유사 질환이라고 부르기도 한다.[13]

루 게릭은 1995년에 칼 립켄 주니어(Cal Ripken Jr.)가 그의 기록을 깨기까지 야구계에서 '철인'으로 알려져 왔다. 게릭은 야구 역사상 2130게임 연속 출장이라는 대기록을 가지고 있었는데, 이 기록은 그 스스로 벤치로 물러나 온 몸의 힘이 팔다리로 빠져나가는 것 같다고 토로하면서 끝나 버렸다. 1939년 루 게릭 기념일(Appreciation Day)에 그는 본인이 "지구 상에서 가장 운 좋은 남자였다."라는 유명한 연설을 남기고 1941년에 사망했다. 야구계의 철인을 벤치에 앉힌 급속히 진행되는 근육 약화 질환과 파킨슨병은 많이 다르다는 점을 환자가 이해하는 것이 중요하다.

파킨슨병과 뇌졸중, 뇌종양의 구별

파킨슨병 환자는 건강염려증과 불안 증상을 보일 수 있다. 수년간 이것이 '스트레스'와 관련된 문제라고 여겨졌지만, 이제 우리는 활동성 퇴행 질환 과정에 의한 것일 수 있다고 생각한다. 뇌졸중이나 뇌종양에 대한 두려움은 치료 과정을 방해하고 결과에 부정적 영향을 미칠 수 있다. 때때로 뇌졸중이나 뇌종양에 대해 지나치게 불안해하는 환자들에게 나는 재확인을 시켜주기 위해 뇌 검사를 시행한다.

파킨슨병과 뇌졸중 및 뇌종양과의 차이는 다행히도 상대적으로 쉽게 설명된다. 파킨슨병에서 처음 나타나는 증상들 중 하나는 걸을 때 팔이 앞뒤로 저어지지 않는 것으로, 이 증상이 나타나면 전화나 이메일로 개인 상담을 받는 것이 당연하다. 이 환자들은 뇌 MRI 검사상 뇌졸중이나 종양이 나타나지 않는 경우가 많아 의사들을 당혹스럽게 하곤 한다.

1919년에 프린스턴 대학의 전 총장이자 28대 미국 대통령인 우드로우 윌슨(Woodrow Wilson)이 국제연맹에 가입하는 문제를 가지고 헨리 카봇 롯지(Henry Cabot Lodge)와 다툰 후에 쓰러졌다. 윌슨은 노벨 평화상을 수상한 바 있으며, 1919년에는 제1차 세계대전 후의 국가들을 평화적인 연합군으로 재구성하는 과정에 있었다. 하지만 그에게 1919년은 좋은 해가 아니었는데, 뇌졸중 발병으로 오른쪽 몸의 마비, 시야 장애, 고르지 못한 사고가 나타나 대중의 시야에서 사라진 해가 되고 말았다. 그의 장애는 5년 동안 대중에게 숨겨졌고 이후 부분적으로는 회복되었지만, 상실된 기능들은 대부분 회복할 수는 없는 것이었다.[14]

뇌졸중은 뇌 조직의 특정 영역이 산소를 충분히 공급받지 못함으로써 괴사하게 되는 질환이다. 뇌졸중과 파킨슨병의 가장 크고 중요한 차이는 뇌졸중은 보통 진행성 질환이 아니어서 더 악화되지 않는다는 점이다. 뇌졸중 또한 전형적으로 특정 뇌 부위에서 발생하지만, 결정적으로 파킨슨병에서는 마비나 반신마비 같은 증상이 나타나지는 않는다.

이와 유사하게 뇌종양도 특정 부위에 발생하지만 뇌졸중과 달리 질병의 진행에 따라 장애가 악화된다. 질병의 악화는 파킨슨병과 비슷한 점이지만 둘 사이에는 두드러진 차이점이 있다.

뇌종양은 계속 분화하고 팽창하여 결국 두개골 내에서 파열하고 마는 비정상 세포의 집합이다. 이 비정상 세포의 집합은 뇌부종을 일으키고 압력을 가하거나 정상 뇌 기능을 방해하게 된다. 간단히 말해서, 뇌종양이 발생한 부위는 어떤 증상이 일어날지 직접적으로 알려 준다. 좋은 신경과 전문의라면 환자와 가족들과 대화한 이후에 검사할 부위를 곧바로 결정하여 완전한 검사를 시행할 수 있을 것이다.

뇌종양

1937년에 프랭클린 루즈벨트(Franklin Roosevelt) 대통령이 비서진에게 그 당시 전 세계에서 가장 유명한 신경외과 전문의인 하비 커싱(Harvey Cushing)이 어디에 있는지 즉각 알아 오라고 지시했다. 국가적 응급 상황이었다. 미국의 아이콘이자 뮤지컬 히어로인 조지 거쉰(George Gershwin)이 중증 뇌부종으로 캘리포니아의 병원에 누워 있었고, 루즈벨트는 그가 곧 사망할 것이라는 보고를 받았다. 비서진이 하비 커싱을 찾아냈을 때, 그는 이미 은퇴한 뒤였기에 대신 월터 댄디(Walter Dandy)를 추천하였는데 댄디는 때마침 체서피크 만의 요트 위에서 휴가를 보내고 있었다. 그에게 전화가 닿지 않았기 때문에 해안경비대가 직접 보트에서 데려와야 했는데, 이미 거쉰에게는 늦은 다음이었다. 로스앤젤레스 세다르 레바논 병원의 닥터 유진 지스킨트(Eugene Ziskind)가 응급 수술을 집도했으나 거쉰은 살아나지 못했다. 거쉰은 몇 년 전부터 두통을 앓고 있었고 '쓰레기 냄새'를 호소하였다고 한다. 이 증상들로 인해 결국 정신 병원에 가게 되었으나 그의 냉담함과 이상행동들이 의사들을 혼란스럽게 하여 진단이 지연되었다. 거쉰이 대면한 문제점은 치료할 수 없을 정도로 커진 종양이었고, 그 종양은 뇌의 후각 센터와 더불어 발작, 기묘한 행동을 일으키는 부위를 압박하였고, 결국 이 부종이 마비, 동공변화, 사망에 이르게 한 것이었다.[15, 16]

파킨슨 환자들은 거쉰의 예와 같은 경우가 있음을 알고, 파킨슨병이 비록 진행성이지만 거쉰의 경우와 같이 급속한 진행성과 증상 패턴은 나타나지 않음에 감사할 필요가 있다. 루게릭병의 루 게릭과 뇌졸중의 윌슨 대통령 외에도 다른 유명인의 실례가 파킨슨병 환자와의 차이를 이해하는 데 도움이 될 것이다.

실제로 뇌종양은 파킨슨병을 더 잘 이해하는 데 도움이 되었다. 1893년에, 폴 블록(Paul Blocq)과 조지 마리네스코(Georges Marinesco)는 도파민이 위치한 곳(흑질)에서 발생한 종양을 발견하였다. 두 의사는 환자가 진전 증상을 보여 파킨슨병에 의한 것으로 보았으나, 사실은 종양이 뇌의 중추적 부위를 압박한 것이었고 결국 파킨슨병이 아닌 파킨슨 유사 증상으로 판명되었다.[17]

이 종양은 매우 드물게 발생하는데, 일단 발생하면 몸의 한쪽 편에 증상이 나타나고 대부분 쇠약과 마비가 나타난다. 쇠약과 마비는 파킨슨병의 증상이 아니다. 파킨슨병은 운동 및 비운동 회로의 더딘 퇴행으로 뇌의 양쪽 모두에서 발생한다. 또한 뇌의 많은 부위와 뇌 회로에서 발생한다.

파킨슨병의 역사

진전 마비라고 잘못 불리기도 하는 파킨슨병은 인도의 아유르베다 의학 시스템(캄파바타라고 호칭함)에 언급되어 있고, 또 서기 175년에 갈렌(Galen)이 '흔들리는 마비'라고 묘사하였다. 아마도 가장 유명한 언급은 셰익스피어(Shakespeare)가 『헨리 6세』에서 "왜 그렇게 떨고 있나, 자네?"라고 한 것일 것이다. 이 이야기 속의 인물은 "두려움이 아니라 마비가 나를 그렇게 만들었다."라고 대답했다. 파킨슨병이라는 용어는 19세기 프랑스에서 매우 영향력 있는 신경과 의사였던 장-마르탱 샤르코(Jean-Martin Charcot)에 의해 통용되기 시작하였지만, 대다수의 사람들이 알고 있다시피 그보다 앞서 파킨슨이 그 병을 기술하였다. 런던의 약제상의 아들이었던 제임스 파킨슨(James Parkinson, 1755~1824)은 흔들리는 마비에 대한 그의 1817년 에세이를 통해 이 병의 시조가 되는 명예를 얻었다. 그는 여섯 증례를 기술했는데, 그중 3례만 직접 검진하였다.(2례는 거리에서 만났고 1례는 단지 관찰만 하였다.) 흥미로운 사실은 제임스 파킨슨이 신경과 의사는 아니었지만 통찰력 있고 관찰력이 좋은 가정의학과 의사였다는 점이다.[18]

파킨슨병: 기초

파킨슨병을 조기에 예고하는 잠재적 증상과 증후들이 있다. 뇌에서 도파민을 생산하는 세포들(흑질)의 약 60퍼센트 이상이 증상이 나타나기 전에 상실된다고 추정되고 있으며, 이러한 세포 상실은 항상 증상 발현 이전에 발생한다. 마치 신부전에서 신장이 기능 이상을 나타내기 전에 75퍼센트 이상의 세포들이 소실되는 것처럼 세포 상실의 역치가 증상 발현을 가려 버린다. 안타깝게도 신부전 환자의 검사실 검사 수치는 대개 정상이며, 파킨슨병에서도 증상이 나타나기 이전에 소실된 세포들의 역치가 존재한다.

이러한 현상으로 인해 과학자들은 증상 발현 이전, 파킨슨병 환자의 많은 뇌세포가 소실되기 이전에 선별할 수 있는 검사에 대해 관심을 갖게 되었다. 증상발생 전 연구는 냄새 검사, 변비, 인지 기능 선별 검사, 수면 장애(꿈의 실연), 영상, 혈액 표지자 등에 중점을 두었다. 현재로서는 파킨슨병에 있어 일부 가족들에게서 알려진 유전자 변형을 보이는 것 외에는 신뢰할 만한 생체표지자가 없다. 과학자들이 증상의 진행을 지연시킬 수 있는 치료법을 개발할 수 있다고 가정할 경우, 생체표지자를 통한 조기 발견이 치료의 결정적 부분이 될 수 있을 것이다.

안정 시 두드러진 진전처럼 파킨슨 증상이 명백한 경우도 있다. 하지만 많은 경우에는 증상들을 감지하기 힘들어서 일반 의사들이 파킨슨병을 즉각 알아채기는 어렵다(예를 들어 작은 글씨체, 어깨 통증, 보행 시 팔 흔들기 감소). 일반적으로 조기에 발견할 수 있는 증상들은 '운동' 증상들(진전, 강직, 서동)이고 대개 몸의 한쪽에서 나타난다. 파킨슨병이 몸의 한쪽에서 비대칭적으로 주로 나타나는 이유는 가장 큰 의문 중 하나로,[19] 나는 학생들에게 파킨슨병이 왜 비대칭적으로 나타나는지를 밝혀내면 스웨덴 스톡홀름에 가서 노벨상을 받을 항공편을 예약해 놓아도 될 거라고 농담하곤 한다.

약물에 의한 일깨움

약물 요법을 받기 전에, 파킨슨병 환자는 강직과 굳어 버리는 현상 때문에 병실에서 간호를 받는다. 요즈음 모든 파킨슨병 환자가 입원 치료를 받아서, 미국에서 연간 100만 명에서 150만 명의 환자들로 인한 보험재정 악화가 나타나고 있다.

매일 회진 때 의사는 입원 환자에게 수건을 개어 보도록 하고 차트 수레를 끌어 보라고 할 것이다. 그 동안의 역사에서 이러한 방법이 치료법으로 도움이 되어 왔다. 이 방법이 10여 년 후에 환자들의 보다 행복한 생활을 위한 중요한 '비밀'이 되었다.

도파민 대체요법(레보도파 또는 시네메트 요법)의 출현은 게임의 양상을 완전히 바꾸었다. 1990년 영화 〈사랑의 기적(Awakenings)〉에서 묘사되었듯이, 환자가 일어나서 완전히 정상 기능을 하는 사람으로 변화되었다. 이후 수년간 약물학적, 행동학적, 그리고 수술적으로 파킨슨병에 대해 많은 진전이 이루어지게 되었다. 현재는 10여 가지의 약물들, 다중 행동 치료, 몇 가지 이해하기는 다소 어렵지만 혁신적인 수술 방법도 있다. 대부분의 경우 파킨슨병의 치료법은 다른 신경 질환의 경우보다 크게 앞서 있다고 할 수 있을 것이다.

"아!" 하는 순간과 파킨슨병

의사를 방문해서 혈액 검사와 비싼 영상 검사가 포함된 '값비싼 정밀검사'를 받은 환자와 가족들은 결국 "아!" 하고 실망할 수밖에 없는 최종 진단의 순간을 맞게 된다. 현재로서는 파킨슨병을 진단하는 신뢰할 만한 혈액 검사가 없고, 간단한 뇌 MRI 검사는 단조로운 정상 결과만 나타낸다. 파킨슨병을 진단하는 가장 좋은 방법은 경험 많고 잘 훈련된 신경과 전문의가 신경 검사를 하는 것이다.[19] 파킨슨병으로 진단받고 "아!" 하고 탄식하게 되는 순간으로 환자의 여정이 끝난 것이 아니고, 이제 앞으로 생산적인 수년의 시간이 다가온다는 자각의 시간이 되어야 한다.

파킨슨병의 더 행복한 생활을 위한 첫째 비밀은 단순하다. 파킨슨병이 어떤 것인지 알고 이해하는 것인데, 이것만으로 당신의 여행의 튼튼한 토대가 형성되는 것은 아니다. 토니 둥기가 말했듯이 의사는 후원자-리더가 되어 환자들이 앞으로 몇 년간의 정상생활 또는 정상에 근접한 생활을 하는 데 필요한 점들을 깊이 이해할 수 있도록 가르쳐 주어야 한다.

제1비밀 *증상을 알아야 한다.*

2
파킨슨병에서는 시기가 절대적으로 중요하다

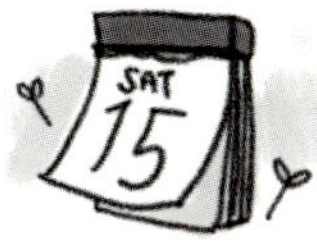

"옳은 일을 그른 시기에 하면 그것은 그른 일이다."

– 조슈아 해리스(Joshua Harris)

영화를 보려고 할 때나 항공기에 가까스로 탑승할 때, 생명을 위협하는 감염 때문에 항생제를 투여 받을 때, 모두 시기가 중요하다. 그렇지만 파킨슨병에 있어서 시기는 단지 중요한 정도가 아니다. 절대적인 것이다.

매사추세츠 공과대학의 앤 그레이비엘(Ann Graybiel)은 최근에 뇌세포가 타이밍 기전을 가지고 있다는 것을 발견했다.[20] 앤은 우리 국립파킨슨재단 연구진의 일원으로 수년간 일해 왔는데, 그녀는 만약 뇌세포가 어떤 방법으로, 그리고 왜 시간을 지키고 있는 것인지를 우리가 이해할 수 있다면 더 나은 재활과 치료를 찾을 수 있을 것이라고 굳게 믿어 왔다.

플로리다에 있는 우리 센터에서는 주요 회사들의 최고경영자, 유명인사, 정치인들도 치료해 왔지만 대부분의 환자들은 미국의 중산층이었다. 파킨슨병 환자들은 평균적으로 지시를 잘 따르는 특징이 있다. 그들은 마치 야구나 축구의 박스 스코어에 있는 경우처럼 치료약이나 기구의 변경에 잘 따른다. 벤처 회사와 대형 제약회사 사이에 수십 억 달러가 오가기 때문에 「월 스트리트 저널」은 중요한 치료 발전에 대한 뉴스를 자주 다루며, 어떤 경우에는 주요 의학저널보다 먼저 다룰 때도 있다. 이들은 주로 '완치'를 찾는 것을 강조하는데, 강조의 대상이 잘못된 것이다. 희망의 불씨를 살리고 행복을 달성하는 비밀 중 하나는 마법의 지렛대를 당기면 완치가 되는 그런 것을 기대하지 않는 것이다. 진정한 마법은 우리가 지렛대를 언제 어떻게 당길 것인가, 그리고 그러면 무엇을 얻을 수 있을지를 기대하는가에 있다.

나는 파킨슨병과 같은 질병이 또 없다는 점이 참으로 놀랍다. 올리버 색스(Oliver Sacks) 원작에 로빈 윌리엄스(Robin Williams)가 열연한 영화에서는 유행성 인플루엔자에 감염된 결과로 파킨슨병이 발생한 환자들이 나온다.[21] 이 환자들은 정신병원에 갇혀 있었는데, 도파민이라는 물질을 함유한 알약을 투여 받은 후 일어나 일상으로 돌아갔고, 걷고, 웃고, 울었다. 그들은 가족들과 왕래하면서 잃어버렸던 시절을 회복하였다.

나는 새로운 파킨슨병 환자를 만나면 우선 도파민에 작용하는 약을 멀리하라고 한다. 다음에 환자를 주의 깊게 검사한 후에야 각성이 다시 나타나게 하기 위해 도파민을 재투여한다. 프로비던스(Providence, R. I.)의 저명한 신경과 전문의인 조 프리드만(Joe Friedman)은 나에게 환자가 하품하는 것을 잘 관찰하라고 알려 준 바 있다. 단순한 하품 뒤에 각성이 나타난다. 그동안 이런 모습을 수천 번 보았지만, 아직도 그때마다 경외감이 느껴지고 내가 왜 이 환자들을 치료하는 것을 좋아하는지 스스로 다시 자각하곤 한다. 가끔 의대생들에게 신경학적 장애 환자를 완전히 정상으로 바꿀 수 있는 약 한 알의 이름을 대보라고 하는데, 아직까지 맞힌 학생이 없었다.

동결 중독 현상

1982년에 조지 카릴로(George Carillo)라는 환자가 파킨슨병으로 보이는 갑작스러운 증상으로 캘리포니아의 응급실에 실려 왔다. 파킨슨병은 만성적이고 서서히 진행되기 때문에 응급실 직원들은 어떻게 불과 몇 시간 전에는 조지가 완전히 정상이었는지 혼란스러웠다. 레보도파 1회 용량과 도파민 대체요법 후에 환자는 깨어났다. 하지만 조지의 케이스가 단지 시작이었고, 이후 갑자기 움직임이 굳어 버린 많은 환자들이 같은 증상으로 응급실에 실려 왔고 도파민 알약으로 모두 개선되었다.

현재는 캘리포니아 써니베일의 파킨슨 전문병원 책임자로 있는 빌 랭스톤(Bill Langston)이 이때 놀라운 발견을 하게 되었다. 빌은 몇 가지 적절한 조사를 한 후에 수수께끼의 결정적 조각을 발견했는데, 이 환자들이 모두 MPP+라 불리는 연구단계의 약을 받은 것을 알아낸 것이다. 이 약을 만든 화학자는 불행히도 약간의, 그렇지만 중대한 실수를 한 결과로 MPTP를 만들게 되었는데, MPTP는 뇌간에 있는 작은 흑색의 도파민성 세포들 — 흑질이라 불림 — 에 독성이 있는 물질이었다. MPTP가 파킨슨병을 일으키는 것이 이제는 전 세계에 널리 알려져 있고, MPTP에 의해 유도된 결핍은 레보도파를 투여함으로써 구

제될 수 있다.[22]

여러분은 MPTP를 만든 실수가 불행한 일이고 있어서는 안 될 일이었다고 생각할지 모르지만, 이 단순한 비극적 실수가 도파민 대체요법 출현 이래의 그 어떤 발견보다도 파킨슨병 연구자들에게 가장 큰 도움을 준 것이 사실이다. 이 동결 중독 현상 덕택에 빌 랭스톤은 MPTP를 독소 기반 모델로 개발하게 되었고, 이 모델은 파킨슨병과 매우 근접해서 현재 가장 좋은, 그리고 가장 많이 일관적으로 사용되고 있는 동물모델 중 하나가 되었다. 전 세계의 연구자들이 랭스톤 모델을 파킨슨병의 비밀을 푸는 데 사용했고 처음의 캘리포니아 응급실은 '동결 중독'으로 유명해졌다.

시기의 중요성

올리버 색스가 환자들에게 도파민을 주고 각성을 유도했을 때에는 이 방법이 장기적으로 충분치 않다는 점을 미처 몰랐다. 파킨슨병에서 가장 중요한 비밀 중 하나는 약물 투여의 시기가 약물 용량 자체보다 더 중요한 때가 많다는 것이다.[19] 약물 투여 시기는 질병의 진행에도 변화를 주므로, 치료 효과가 좋은 파킨슨 환자들은 계속 의사와 긴밀한 관계를 유지해야 한다. 숙련된 의사는 약물 요법을 조정하고 삶의 질을 크게 개선시킬 수 있는 것이다.

파킨슨병이 진행되면 약 80퍼센트의 환자들에서 안정기 진전이 나타나고, 강직, 완서, 보행 문제는 모든 환자들에서 나타난다. 5년이 경과하면, 대부분의 환자들은 약물과 관련된 켜짐/꺼짐 변동 — 도파민성 약물의 효과가 다음 용량 복용 전에 사라지거나 혈중 도파민 치료 농도 도달이 지연되어 나타나는 현상 — 을 경험하게 된다. 대개 이상운동증이라 불리는 춤추는 듯한 움직임을 보이고 일부는 특히 출입구나 좁은 공간을 가로지를 때 갑자기, 그리고 설명할 수 없이 걷는 도중 굳어 버리는 증상을 나타낸다. 이 경우 대부분의 의사들은 약물 용량에 주목하게 되며, 증상보다는 무릎반사 반응에 따라 증량을 하게 된다. 용량 상승의 이유는 대부분의 질병에서는 효과의 감소로 설명할 수 있는 것으로, 예를 들어 발작 환자에게 일련의 경련이 발생한다거나 고혈압 환자의 혈압이 상승하는 등의 경우에 그러하다. 하지만 파킨슨병에서는 무릎반사 반응에 따라 증량할 경우 환자가 응급실에 실려 가거나 조절되지 않는 움직임이나 환각 때문에 입원하는 일이 발생할 수 있다. 물론 개원의들을 고려한다면, 용량 증량이 어떤 경우에는 최상의 변경이라는 점 또한 확실히 해야 할 것이다. 우리가 강조하고 싶은 점은 파킨슨병이 진행될수록 시기가 대단히 결정적이라는 것이다.

올리버 색스는 처음의 환자들을 다시 추적 관찰하는 과정에서 용량 증가가 단기적인 해결책이고 장기적으로는 많은 부작용을 일으키는 것을 발견했다.[21] 그는 이 힘든 과정을 통해 파킨슨병과 파킨슨 증후군이 복잡하고 약물 투여 시기와 투여 간격이 각각의 환자에 따라 다르게 조정되어야 한다는 점, 그리고 파킨슨병은 환자의 평생 동안 관리되어야 한다는 것을 알게 되었다. 도파민 대체요법 사용 초기의 이 교훈들이 바쁜 현대 의학의 일상 속에서 종종 잊혀지곤 하는데, 40여 년이 지난 지금도 위 내용들은 여전히 분명한 사실이다.

파킨슨병의 관리에 있어서 의사가 기본 규칙으로 정해준 것을 환자가 잘 기억하는 것이 매우 중요하다. 환자의 질환은 바뀌어 가고 있는데 약물 용량과 투여 간격이 증상에 따라 변경되지 않으면 의학적으로 최적의 상태가 아닌 것이다.

적절한 약물 투여 시기에 대한 논란

파킨슨병에서 시기가 중요하다는 점에 대한 또 다른 예를 들어 보자. 왜 다리 한쪽만 '굳어 버리고' 움직이라는 명령에 온전히 저항하는지는 아직도 의문이다. 뇌는 가라고 명령하지만 다리는 반응하지 않는다. 굳어 버리는 현상은 방향을 틀어서 움직이려 할 때 발생해서 환자가 넘어지게 된다.[19]

이 굳어 버림에서 벗어나려고 환자들이 사용하는 '요령들'은 대단히 창의적이며 매력적일뿐만 아니라 파킨슨병이 '시기의 질환'이라는 개념과도 관련이 있다. 숫자 크게 세기, 제자리걸음 하기, Y자 모양의 지팡이를 짚고 반대로 건너뛰기, 레이저 포인터를 사용하기 등의 갖가지 방법들이 사용되어 왔다.

우리는 파킨슨병을 앓는 경주용 자동차 선수를 치료한 바 있는데, 그는 흥미롭게도 차를 운전할 때에는 굳어 버린 적이 없었지만 많은 인파 속에서나 공항에서는 굳어 버리는 현상을 경험했다. 이 현상에서 벗어나기 위해 그는 간단한 시각적 효과를 이용했는데, 레이저 포인터를 사서 걸어가는 진행 방향의 바닥 앞쪽에 쏘고 그 적색 점에 따라 걸음을 옮겼더니 굳어 버림이 사라졌다. 이후 한 회사가 레이저 포인터가 포함된 파킨슨병 환자용 보행 보조기를 개발했다. 다른 의사들과 마찬가지로 나도 사업 감각이 없다.

노스웨스턴 대학의 콜룸 맥키논(Colum McKinnon)은 파킨슨병 환자들이 굳어 버리는 이유에 대해 연구해 왔다. 더불어 그는 파킨슨병 환자들이 직면하는 다른 문제들을 치료하는 몇 가지 기술들을 개발하였는데, 최근에는 환자들을 큰 소음으로 놀라게 해서 굳어 버림을 깨고 움직임을 개선하는 방법을 발견하기도 했다. 맥키논은 일련의 중요한 실험을 통해 앤이 주장했듯이 시기가 움직임을 개선하는 데 결정적인 요소라는 것도 관찰했다. 그의 팀은 뇌에 신호를 보내 파킨슨 환자들의 생활을 재활하고 개선하는 연구를 계속하고 있다.[23, 24]

파킨슨 환자가 희망을 찾고 보다 행복한 생활을 하도록 돕는 둘째 비밀은 시기이다. 시기가 이 질병 치료법이 성공하느냐 실패하느냐를 결정하는 중요한 요소가 될 것이다.

제2비밀 *인생에서도 시기가 중요하지만,*
파킨슨병에서는 절대적이다.

3

뇌 전기 자극을 통해 파킨슨병을 개선할 수 있는지 의사에게 물어보라

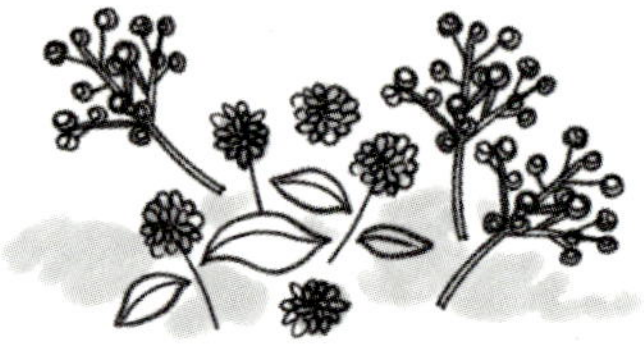

"세상의 물체들이 전기를 이용해서, 마치 거대한 신경처럼 순식간에 수천 마일을 진동한다는 것이 사실인가요, 아니면 제가 꿈을 꾸는 건가요?"
– 나다니엘 호손(Nathaniel Hawthorne)

성공한 의사인 알림 버나비드(Alim Benabid)는 사실 그의 분야 외에서는 잘 알려져 있지 않았다. 그는 1978년부터 2007년까지 프랑스 그르노블에 있는 요셉 푸리에 대학의 신경외과 교수였고, 주로 파킨슨병이 심한 환자들 뇌에 치료용 작은 병소를 뇌의 더 깊은 곳에 만드는 일을 하였다. 어느 날 버나비드는 파킨슨병의 치료법을 영원히 바꾸게 되는 "만약 이렇게 했을 경우"의 상황과 만나게 되었고, 그 결과 곧바로 많은 환자들의 생활에 긍정적인 영향을 미치게 되었다.

그날 수술실에는 통증과 진전으로 고통을 겪고 있는 노인 한 분이 있었다. 버나비드는 상세한 생리적 뇌 지도를 알기 위해 일상적으로 쓰는 수술 전 지도제작이라는 기술을 사용하고 있었다. 버나비드는 '핵심 부위'의 위치를 확인하기 위해 강박적으로 이중 체크를 하곤 했는데, 수천 시간의 경험을 통해 이 핵심 부위란 곳이 정확히 건드리기만 한다면 파킨슨 증상이 개선되는 뇌 속의 지점이라는 것을 알고 있었다. 또한 이 핵심 부위를 놓치면 개선이 나타나지 않고, 오히려 경우에 따라 심각한 부작용이 유발될 수 있다는 것도 알고 있었다.

버나비드는 뇌 표면의 몇 센티미터 아래에 큰 시험 봉을 집어넣었다. 처음에는 결과가 그의 예상대로여서, 매우 느린 파동으로 연속적인 자극이 가해졌을 때 진전은 악화되었고, 더 빠른 파동으로 자극했을 때는 개선되었다. 다음에 발생한 일이 진정으로 새로운 현상이었다. 버나비드는 뇌의 특정 부위를 태우는 대신 방법을 바꾸기로 결정했는데, 이 결정이야말로 파킨슨병과 진전 환자 수만 명의 인생을 완전히 바꾸어 놓았기 때문에 이 순간의 중요성을 과장하는 것이 더 어려운 일일 것이다. 시험 봉의 끝을 가열하여 뇌 심부의 미세한 병소에 이것을 위치시키는 대신, 그는 그것을 꺼내서 후일 뇌심부자극술 도선(DBS lead)이라고 불리는 것으로 바꾸었다.[25–27] 파킨슨병 증상 치료에 버나비드가 뇌심부자극술 도선을 장기적으로 이식하는 방법을 사용하기 전에는, 전통적인 치료 방법으로 비정상적으로 차단된 뇌 회로의 '차단을 방해하는' 병소를 만드는 법을 사용했다.

사람의 뇌에 관한 관찰 중에 놀라운 점은 마치 라디오에서 흘러나오는 대중음악처럼 계속 반복되는 주기적인 진동에 의해 그 정상 기능이 관할되는 것이다. 이 진동이 계속 바뀌어 가며 조정을 하고, 다양한 인간의 행동을 조절하는 작용을 한다. 만약 진동에 '문제가 생기면' 장애성 진전이나 파킨슨병의 다른 많은 증상들을 일으킬 수 있다.

그 날 수술실에서 알림 버나비드는 과거에 수백 번 사용했던 병소 시험 봉을 제거하고 대신 끝에 네 개의 금속이 붙어 있는 와이어로 대체하기로 결정했다. 후에 뇌심부자극술 도선이라 불리게 된 이 와이어에는 외부 배터리 전원이 연결되어 있었고, 버나비드와 그의 신경과 동료들은 여러 개의 작은 버튼들과 낡은 스위치가 있는 작은 구식의 박스로 이 기구를 프로그래밍하였다. 이 장치는 단순해 보이지만 강력해서, 버나비드는 1만 2000가지 이상의 개별 조합을 만들 수 있었다. 이 새로운 방법은 파킨슨병과 진전의 장애 증상들에 대해 병소 치료법과는 달리 환자에게 개별화된 의학적 해결법을 제공하게 되었다.[25-27]

버나비드의 방법은 장기적인 견지에서 또 다른 장점도 가지고 있었다. 뇌심부자극술은 가역적인 치료법이었기 때문에, 줄기세포, 유전자 요법 또는 완치까지 희망하는 환자들은 미래에도 수술에 적합한 상태로 남아 있을 수 있었다. 전체 기구를 몇 분간의 간단한 수술만으로도 제거할 수 있는 것이다. 이 수술법의 탄탄하고도 부인할 수 없는 장점 때문에, 이후 20여 년간 환자로부터 자신의 뇌심부자극술 기구를 제거해 달라는 요구를 거의 들을 수가 없었다.

뇌심부자극술: 기술은 최초의 전망을 넘어서 진보한다

기술이 진보함에 따라 뇌심부자극술이라는 용어는 정확하지 않은 것으로 판명되었고, 전기 자극 개념은 '신경 조절'이라 부르는 분야 전체의 발전을 이끌었다. 뇌심부자극술이란 용어가 부정확한 이유는 뇌심부자극술이 항상 깊이 작용하거나, 항상 뇌에 작용하거나, 항상 자극을 하는 것이 아니기 때문이다.

뇌심부자극술이 뇌에만 국한되지 않아 현재는 신경, 신경 외피, 척

수까지도 자극 및 억제를 할 수 있다. 대부분의 사람들은 그 이름 때문에 뇌심부자극술의 작용기전이 당연히 자극일 거라고 생각하지만, 실제로는 훨씬 더 복잡하고 흥미로운 이야기가 감추어져 있다는 것이 알려졌다. 이 기술의 근간이 되는 기전에 관해 많은 논쟁과 연구가 있어 왔으며, 사람에 대한 극적인 효과를 생각하였을 때 이 치료법이 실제 어떻게 작용하는가를 밝혀내는 것이 중요하다고 하겠다. 뇌심부자극술의 비밀을 풀어내게 되면 보다 더 합리적인 약물 요법, 유전자 치료법 또는 새로운 치료법을 고안해 내는 것이 가능할 것으로 사료된다.

뇌심부자극술에 관한 첫 번째 주요 논쟁은 서로 바다를 사이에 두고 있는 두 연구 그룹 간에 발생했다. 뇌심부자극술을 발견했던 프랑스 그룹은 작용기전이 뇌의 전기 활성을 차단하는 것이라고 주장했다. 그들의 주장에 따르면 뇌심부자극술은 세포 및 세포-세포 간의 연결에 대해 억제 작용을 하는 것이었다. 세계적으로 유명한 다른 연구 그룹 중 케이스 웨스턴 리저브 대학의 워렌 그릴(Warren Grill)과 클리블랜드 클리닉의 카메론 매킨타이어(Cameron McIntyre)는, 이 초기 이론에 근거해서 뉴런(뇌세포)과 연접부라는 수십억 개의 내부 연결 사이에 전류가 어떻게 작용하는지를 설명해 줄 실험실 기반 모델을 구축했다.[28–33] 실제로 이 모델로 뇌심부자극술이 뉴런은 억제하고 각 뇌세포로부터 뻗어 나오는 관인 축색돌기는 자극하는 것이 밝혀져서 사람들을 놀라게 하였는데, 이 놀라운 발견의 의미는 뇌심부자극술의 작용기전이 자극이나 흥분 중 한 가지가 아니라는 것이다. 단순히 뇌 회로를 막는 것이 아니었다. 작은 부위의 전기 자극이 매우 광대한 신경 구조의 상하 흐름에 실질적인 영향을 미치는 것이었다. 직경이 겨우 3밀리미터인 곳에 전기가 전도됨으로써, 전체 뇌와

몸에 극적인 영향을 미치는 것이 입증된 것이다.[34]

초기에 뇌심부자극술이 어떻게 작용하는가에 대한 이론은 뇌세포들에 집중되었고, 교질과 성상세포와 같은 지지 세포들은 무시되었다. 이 지지세포들은 뇌의 중요한 많은 기능들이 원활히 작동하게 하기 위해 필요한 중요한 기반을 제공한다. 예를 들어, 각 성상세포는 최대 200만 개의 연접부를 건드리고 있는데 이를 뇌의 내부연결이라고 하며, 연접부는 커뮤니케이션과 직접적인 정보 이동을 촉진시킨다. 지지세포들을 잊어버리는 것은 야구 경기에서 세 명의 선수만으로 이기려고 하는 것과 같다. 전기가 뉴런, 성상세포, 연접부에 직접 작용하면, 이들은 칼슘의 배출과 함께 연이어 아데노신 및 글루타메이트 같은 중요한 뇌 화학물질들을 전달한다. 전기 자극에 반응하여 '배출된' 화학물질들을 신경전달물질이라고 한다. 이 신경전달물질들의 배출이 뇌심부자극술의 작용 기전을 가능하게 하는 중요한 요소로 대두되었다. 뇌심부자극술이 화학적으로만이 아니라 전기적으로도 작용한다는 생각을 하면 참으로 놀라울 따름이다.[34–36]

뇌심부자극술이 여러 경로로 작용(전기적 · 화학적 자극, 차단적 억제)하는 점에서, 우리는 그 전기적 흐름이 수많은 뇌의 구성요소들과 각 부위 간의 복잡하고도 조화로운 정보 이동을 유발시킨다고 믿는다. 이 복잡한 정보 이동은 최종적으로 파킨슨병 증상의 개선을 나타내는데, 이 조화로운 반응에는 많은 부위들이 연관되어 있고 우리는 이를 신경 네트워크라고 부른다.[34, 37] 샌프란시스코 캘리포니아 대학의 신경외과 의사인 필 스타(Phil Starr)는 뇌심부자극술 기구를 켜면 뇌 심부에서 자극된 세포들과 대뇌 피질 사이에 있는 세포들이 동시에 활성화되는 새로운 공조성을 보임으로써 이 두 지역에 있는 세포들 사이에 복잡한 관계가 있음을 밝혀냈다.

뇌심부자극술은 신경발생 또는 새로운 신경 세포의 생성을 촉진하기도 한다. 새로운 신경 세포의 성장을 자극한다는 것은 이 기술로 말미암아 향후 파킨슨병, 알츠하이머병, 진행성 핵상 마비와 같은 신경퇴행성 질환 치료의 길에 희망이 있음을 의미한다. 플로리다 대학의 데니스 스타인들러(Dennis Steindler)와 동료들은 최근에 파킨슨병 환자들의 뇌에 신경 줄기세포들이 존재한다는 것을 밝혀냈고, 기구가 부러져 방치되어 있던 뇌심부자극술 도선에 이 세포들을 배양하기까지 했다.[38, 39] 이 세포들은 뇌심부자극술 도선 표면에 이끌려 달라붙었던 것으로 여겨진다.

여러분 중 일부는 뇌심부자극술이 마치 공상과학 영화같이 들리기도 하겠지만 의학적, 기술적인 진보가 성취한 최근의 성과들 덕택에 우리가 상상해 오던 미래가 이제 새로운 현실이 되어 가는 듯하다. 이러한 진보로 의사와 환자들은 더 좋은 치료 방법을 가질 수 있고, 파킨슨병의 진전 증상이나 그 외의 증상을 보이는 환자들에게는 삶이 바뀌는 새로운 대안이 될 수 있다. 뇌심부자극술과 같이 질병의 특성을 개선시키는 새로운 발견은 파킨슨병의 더 많은 의문을 풀어서 환자들이 더 행복하고 의미 있는 삶을 살 수 있도록 하는 잠재력을 가지고 있다.

파킨슨병 신경조절에서의 초기 교훈

수술 대상자의 선정

우리가 파킨슨병 및 운동 장애를 위한 센터를 만들기 위해 플로리다 대학에 도착했을 당시에는 파킨슨 질환 치료를 위한 기본적인 기반시설이 전혀 되어 있지 않았다. 신경외과 의사인 닥터 켈리 푸트(Kelly Foote)와 나는 전임의 과정을 막 마친 '젊은 피'이었다. 기존의 선배 의료진들은 자신들이 우리를 좋아하지만 한편으로 문제가 생길 소지가 있는, 특히 위험한 신경수술 과정의 도입을 우려하고 있음을 분명히 했다. 그분들은 "당신들을 좋아하지만, 우리를 당황스럽게 하지는 마세요."라고 말했던 것으로 기억한다. 의과대학의 모든 교수들이 재직 중 기적의 치료라고 알려졌던 케이스를 여러 번 보아왔고, 그러한 치료들이 보통 처음에는 현란하게 소개되지만 대개 완전한 실패로 판명이 나는 경우가 많기 때문에 그분들의 반응도 이해할 만한 것이었다. 의료진들이 가장 걱정하던 문제는 우리가 두개골에 구멍을 내서 귀중한 뇌 조직을 끄집어낸다는 점이었다. 당연히 이는 단순한 약물 요법보다 훨씬 더 위험한 것이었으므로 그 우려를 이해할 수 있었다.

플로리다 대학에서 10여 년을 보내는 동안, 뇌심부자극술에 대한 인식은 처음의 정상적이지 못한 개념에서 변화를 거듭해 이제는 좋은 처치 및 완전히 인정받은 형태의 치료법으로 굳어졌다. 현재는 모든 의대생들이 수련 기간 중 뇌심부자극술 수술을 한 번 이상 관찰해야 한다. 버나비드의 수술 전 결정과 '만약 이렇게 한다면'을 가정하는 상황 덕분에, 세상은 생체공학적 시대로 옮겨가고 있다.

우리가 병원 내에 뇌심부자극술 프로그램을 구축할 때 예상치 못한 큰 문제가 발생했다. 200건의 긴박한 수술 의뢰가 들어왔으나 냉정하게 판단해서 수술 대상은 겨우 8건(4퍼센트)뿐이었다. 더 우려되는 점은, 외부의 다른 수십여 명의 신경외과의들과 병원들이 실패로 돌아갈 것이 확연해 보이는 프로그램을 새로 시작하고 있었다는 것이었다. 우리는 뇌심부자극술을 위한 올바른 대상자를 고르는 것이 얼마나 중요한 것인지에 대한 겸허한 교훈을 배워야 하였다. 상대적으로 새로운 이 수술 방법에 있어서 성공과 실패를 가르는 가장 중요한 요소는 사전에 대상 환자 선정을 어떻게 하느냐에 달린 것으로 드러났다. 부적절하게 선정된 환자들은 실망스럽고 재앙적인 결과로 이어졌다. 그렇기 때문에 확고한 수술 프로그램을 구축하기 위해서는 먼저 1차 진료의들과 신경외과 의사들을 대상으로 적절한 환자의 선별과 선정 방법에 대한 교육을 시행하는 것이 필수적이며, 지난 10여 년간 이러한 노력이 계속되고 있다. 뇌심부자극술이 일단 파킨슨병 환자에게 시술되고 나면 환자들의 삶은 인위적인 것이 되기 때문에 전문가의 지속적인 치료가 필요하다는 사실 또한 대부분의 신경외과의와 병원들이 깨달아야 한다. 대부분의 병원은 다학제적인 노력이 요구되는 이러한 방식을 조직하고 투자할 준비가 되어 있지 않다. 뇌심부자극술 프로그램은 지난 10여 년간 지방의 많은 환자들에게 희망을 주었지만, 불행히도 대부분의 이 프로그램들은 곧 사라져 버렸다.

공교롭게도, 뇌심부자극술은 파킨슨병 환자를 위해 보다 개선된 다학제적인 치료를 향한 세계적 운동을 이끌어 냈다. 뇌심부자극술 이전의 환자 치료는 대부분 개별 의사, 간호사, 의료 보조원들에 의해 독립적으로 제공되고 있었다. 뇌심부자극술에서는 시술 대상자 선정이 복잡하여 일반 치료와는 다르게 다중 협력적 접근을 요구하여 신경과 전문의, 신경외과 전문의, 심리학자, 정신과 전문의, 방사선 전문의 모두가 종합 평가에 참여하였고 이후 물리치료사, 직업 치료사, 언어 치료사, 사회봉사자 또한 이 팀의 주요 구성원이 되었다. 이들은 팀으로서 모두 함께 중요한 수술 결정을 내렸고, 각각의 팀 구성원은 그 분야의 전문가가 되었다.

최종적으로 뇌심부자극술 환자 한 명의 치료를 위해 많은 사람들이 참여하여 그 과정이 다양한 학문 분야의 독립적 협력 형태에서 점차 기술의 통합적 협력 방식으로 전환되었다. 기술 통합적 협력에 의한 치료는 환자중심 경험의 최고 수준으로서 지난 수십 년간 암센터나 재활병원에서 사용해 오던 것이며 전문가들이 모두 모여 앉아 각 환자에 대해 토론하는 방법으로, 개원의가 노트나 편지를 각각의 전문가와 주고받는 상담 또는 다학문적 치료하고는 다른 것이다. 파킨슨병에서 학문간 통합적 뇌심부자극술 평가의 탄생은 점차 환자 치료의 수준을 향상시켜서 환자와 가족들의 만족도를 크게 개선시켰다. 약이 아닌 수술법인 뇌심부자극술이 이 수술을 받지 않는 환자를 포함해 모든 파킨슨병 환자들에 대한 치료를 전환시키고 개선시킨 것이다.[40–42]

뇌 지도 제작

말론 드롱(Mahlon DeLong)은 존스 홉킨스 대학의 연구실들 저 안쪽 방에서 선초체라는 뇌 회로군을 연구했다. 그와 동료들은 뇌 부위를 디코딩하는 더 바람직하고 쉬운 방법을 찾아냈다. 목소리가 조용조용한 드롱은 처음에는 원숭이에서, 이후 사람에서 파킨슨병 선조체의 뇌세포들을 수년 동안 분류하고 꼼꼼히 기록했다. 서서히 일관성 있는 윤곽이 나타나기 시작했고, 이 윤곽 속에는 뇌세포 활동의 비율과 패턴에 대한 중요한 정보도 있었다.[43–47] 드롱은 그의 기술을 제롤드 비텍(Jerrold Vitek), 필립 스타(Phillip Starr), 토마스 위치만

(Thomas Wichmann), 켈리 푸트와 나를 포함한 많은 사람들에게 전수하였다. 우리도 이 배움을 다듬어 사람의 뇌심부자극술에 적용하는데 남은 시간을 바칠 것이다.

이 수술은 현대 의학의 마법이다. 두개골에 단지 10센트 동전 크기의 구멍만 필요로 한다. 수술은 컴퓨터 상의 가상현실에서 시행해 본 후에 수 분 만에 환자에게 적용된다. 집도의는 혈관 주변을 살펴본 후, 관심 지역을 골라 목표 부위 수 밀리미터 이내에 도달할 수 있다. 시술자에게 몇 밀리미터는 매우 작겠지만, 뇌 면적에서는 매우 큰 것이다. 뇌 면적의 몇 밀리미터는 플로리다와 캘리포니아 사이의 거리에 비유할 수 있을 정도다.

토론토의 유명한 신경외과 의사인 안드레 로자노(Andres Lozano)는 파킨슨병 환자 뇌의 지도가 유럽에서 차를 모는 것과 유사하다고 했다. 미소전극의 기록이 한번에 1밀리미터씩으로 진보됨에 따라, 뇌의 한 부위에서 다른 부위로 옮겨갈 때마다 들리는 뇌세포들의 소리가 계속 바뀌게 되었다. 이러한 소리의 변화를 그는 유럽의 한 국가에서 다른 국가로 국경을 넘을 때의 언어 변화에 비유했고, 이러한 변화가 뇌 지도화의 과정에서 중요하다고 하였다.

몇 개의 미소전극들을 묶어 파킨슨병 환자의 뇌에 넣으면 3차원적 지도를 만들 수 있다. 이 지도에는 원하는 표적의 위치와 주변 뇌 구조의 위치도 포함된다. 한 환자에게 여러 개의 표적 위치가 있을 수 있는데, 환자 및 뇌심부자극술 팀 내 깊은 토론을 거쳐 개별 환자에 맞춘 표적을 선택한다. 뇌심부자극술 도선의 최종 위치가 몇 밀리미터만 잘못 되어도 극적인 성공과 참담한 실패 사이를 오갈 수 있기 때문에, 완전한 지도야말로 뇌심부자극술 과정 중에서 결정적인 부분이다. 실패가 의미하는 것은 치료 이익이 없는 것만이 아니라 환자가 영구적으로 뇌졸중 유사 증상을 갖게 될 수도 있다는 것이다.

뇌심부자극술 도선의 최종 위치가 결정되면, 뚜껑 같은 기구로 그곳을 막고 연결선을 부착하며, 피부 아래에 통로를 만든다. 마지막 단계로 신경조절기라고 부르는 배터리를 쇄골 아래에 넣는다. 신경조절기는 심장 박동 조절기와 같은데, 이것을 넣어두면 신경과 의사나 간호사가 수천 가지의 뇌심부자극술 프로그래밍 변수를 돌려서 그 환자에게 최적인 상태를 찾을 수가 있다. 세팅을 최적화하는 데는 통상 몇 주에서 몇 달이 소요되며 진전, 강직, 서동, 때로는 보행에 이르기까지 파킨슨병의 많은 장애 증상들을 정교하게 조절할 수 있다.[34]

약이 없는 삶에 대한 꿈

파킨슨병 환자들의 대부분은 약에 대해 지쳐 있다. 환자들은 두세 시간마다 다량의 약을 복용해야 하기도 하고, 약을 한 번 안 먹은 것 때문에 진전, 강직, 서동, 넘어지는 경우가 발생하기도 한다. 파킨슨병이 더 진행되면, 이 약들의 부작용 때문에 마치 춤추는 것 같은 팔다리의 움직임이 조절되지 않는 운명의 잔인함이 나타나기도 한다. 이를 이상운동증이라고 하는데, 질병이 많이 진행되었거나 파킨슨 치료제들을 장기간 복용한 직접적인 결과로 나타날 수 있다.

파킨슨병 환자가 도파민 약을 복용하면 기적과도 같은 변화가 일어난다. 진전, 강직, 서동, 그 외 다른 증상들이 20~30분간 없어지는 것이다. 약 한 알로 효과가 나타나는 이 시간을 파킨슨병 환자들은 보통 '켜짐' 상태가 된다고 표현하며, 반대로 그 용량이 치료 혈중농도 아래로 떨어지면 증상이 다시 나타나 이때는 '꺼짐' 상태라고 부른다.

파킨슨병 환자들은 처음에는 약물에 반응하지만, 몇 년의 시간이 지나면 약물 관련 켜짐/꺼짐 변동과 이상운동증이 불가피하게 나타난다. 이런 질병 관련 변동을 해결할 수 있는 가장 강력한 치료법으로서 뇌심부자극술이 대두되었다. 뇌심부자극술로 많은 파킨슨병 환자들의 의미 있는 삶이 회복될 수 있는 것이다.

1990년대에 뇌심부자극술 이야기가 펼쳐지면서, 유럽의 다수 센터들에서는 파킨슨 약물을 완전히 중지한 환자가 있다고 보고했다. 이에 대하여 대륙을 오가는 논쟁을 거친 후, 북아메리카의 많은 센터들은 약물을 덜 공격적으로 감소시키는 방법을 옹호하게 되었다. 20여 년이 지난 지금, 뇌심부자극술 수술 후 파킨슨 약물을 모두 중지하는 경우는 매우 드물다는 것을 우리 분야의 모두가 인정한다. 일부 환자에서는 약물 감소가 가능하나 모든 환자에게는 아니며, 2개의 뇌심부자극술 도선이(또는 한쪽 뇌에 1개씩을) 시상하부 핵이라 불리는 특정 뇌 부위에 설치된 경우에 주로 가능한 것으로 밝혀졌다. 파킨슨 약물을 중지하거나 너무 급속히 감소시켰을 때에는 무관심, 보행 문제 및 다른 문제들 또한 나타날 수 있어서, 파킨슨 환자가 약물 없이 살아간다는 희망은 결국 거의 이룰 수 없는 것이다. 하지만 신경 조절이 약 이외의 강력한 보조 치료법이자 환자에게 더 나은 삶을 영위하기 위한 수단으로 떠오르게 된 것은 의심의 여지가 없는 사실인 것이다.

기술의 진보

뇌심부자극술 치료법에 있어서 한 가지 놀라운 사실은 버나비드의 실험 이후로 하드웨어가 거의 변하지 않았다는 것이다. 뇌 도선, 연결선, 배터리 기술은 약간만 개선되었다. 미국 식품의약국은 최근에 파킨슨병 환자용으로 한 가지 뇌심부자극술 기구만을 승인했는데, 어려운 식품의약국 승인 절차라는 과정을 헤쳐 나가는 데 있어서 보다 개선된 기술일지라도 오랜 시간이 걸린다는 것은 이미 잘 알려진 사실이다. 전류를 전달하고 전극을 보존하는 기술은 근본적으로 변하지 않았다. 새로운 뇌심부자극술 기술이 부족함에도 불구하고 이 기구가 전 세계 각 지역 속으로 퍼져 나가는 속도는 가히 폭발적이어서, 이미 10만여 명의 파킨슨병 환자들과 운동 장애 환자들이 사용을 하고 있다.

왜 지난 20년간 더 많은 뇌심부자극술 기구들이 나오지 않았을까? 그에 대한 대답은 다소 복잡하다. 파킨슨병에 대한 뇌심부자극술 기술을 확인하는 연구들은 그 누가 예상했던 것보다 더 확고한 임상시험 결과를 나타냈다. 1990년대 중 · 후반에 내가 이 분야에 들어섰을 때에는 당시 최고의 전문가들이 나에게 뇌심부자극술 분야 연구를 하지 말라고 조언했는데, 당시 그들은 이 치료법이 곧 사라지고 더 나은 약으로 대체될 거라고 확신했었다. 하지만 이 치료법은 생존한 정도가 아니라 그 임상적, 경제적 성공이 눈덩이처럼 불어났고, 그 효과로 더욱 많은 환자들, 연구자들, 벤처 회사들이 이 기구의 무대에 동참하게 되었다. 반면에 많은 제약 회사들이 차세대 파킨슨병 신약을 찾기 위해 도전해 왔지만 그 모든 노력은 결실을 맺지 못하고 무위로 돌아갔다. 수십억 달러의 매출 규모가 사람들을 유혹하고 있고, 새로운 과학적 생각과 경제력을 갖춘 5개 이상의 새 회사들이 전기 뇌 분야에 뛰어들고 있다. 이 회사들은 현재의 뇌심부자극술 기구를 개선하거나 일부 수정하고 있으며, 이 때문에 우리는 가까운 미래에 새로운 진전이 이루어질 것이라는 희망을 품을 수가 있다.

그러면 앞으로 뇌심부자극술 분야는 어떤 방향으로 나아갈 것인가? 첫 번째 중요한 단계는 파킨슨병 환자들의 요구를 이해하는 것이다. 환자와 가족들은 현재의 약물과 뇌심부자극술 요법으로 호전되지 않는 증상들(인지 문제와 넘어지는 문제 등)을 해결해 줄 치료법을 원하고 있다. 두 번째, 향후의 치료법은 안전해야 하며 임상시험 결과가 충분히 확고해야 하고 위약효과보다 훨씬 큰 이점(통계적으로 유의한 개선)을 보여야 한다. 세 번째로, 비용에 비하여 효율적이어야 하고 기존의 모든 요법들보다 일정 정도 이상 개선된 것이어야 한다. 기술의 발전 방향, 그리고 궁극적으로 이 분야가 나아갈 방향 모두 이 세 가지 장애물을 뛰어넘는 쪽이어야 할 것이다.

뇌심부자극술 기구의 발전에 있어서 최근에 중요한 진보가 있었다. 첫째, 새로운 뇌심부자극술 디자인이 많이 나왔다. 대부분의 새로운 디자인들은 뇌에서 더 특이적인 부위에 전류를 투입하는 것을 가능케 하여, 장점은 증가시키고 부작용을 줄여 준다. 둘째, 우리가 지금 사용하는 자극기는 일정한 전압을 흘려보내는 방법을 이용하는 기구인데 이 체계에서는 시간이 지나면 뇌 조직에 전달되는 전기자극의 실제 크기와 형태가 변동될 수 있다. 새로운 자극기들은 일정한 전류를 흘려보내는 방법을 사용함으로써 전기자극의 조직 전달이 안정적으로 되어 치료의 효율이 개선될 것이다. 세 번째 이슈는 배터리 수명이다. 배터리 수명이 길어지면 교체하는 수술의 횟수가 감소하고 배터리 방전으로 인한 증상 재발의 가능성도 적어지므로, 임상의와 환자들은 장시간 지속되고 재충전도 가능한 배터리를 간절히 희망한다. 이러한 새로운 제품들이 이미 출현하기 시작하고 있고, 식품의약국 승인 절차를 밟고 있기도 하다.

또한 흉부에 돌출된 박스는 미관상 좋지 않고 바람직하지도 않기 때문에 환자들은 맵시 있고 더 작은 기구를 요구하기 시작했다. 대부분의 환자들은 도선과 박스 사이의 연결선도 제거하고 싶어 할 것이다. 마지막으로 리모컨으로 기구를 조작하는 것이 이상적일 것이다. 환자가 외출복으로 갈아입거나 집을 나설 필요 없이 의사가 비디오로 환자를 보고 당신의 뇌심부자극술을 조절하는 미래의 어느 날을 상상해 보라. 이 모든 새로운 기술들이 다가오고 있다.

또 다른 유망한 발전 방향은 환자별로 각각의 맞춤 치료법을 제공하는 방법이다. 전에는 파킨슨병 환자들의 수술 표적은 모두 동일한 뇌의 특정 영역이었다. 하지만 그간의 모든 발전 덕분에, 우리는 점차 문제가 되는 특정 증상에 집중할 수 있게 되었다. 예를 들어, 어떤 뇌 표적은 진전 증상에 가장 좋을 수 있고 또 다른 표적은 언어 증상에 선호되며 세 번째 표적은 보행을 위해 선택될 수 있는 것이다. 환자들은 각각의 필요에 따라 표적을 선택하며(예: 요리사는 진전 증상을 최대한 억제할 수 있는 표적을, 변호사나 교사는 언어를 보존할 수 있는 표적을 고른다.) 더 이상 1개 또는 2개의 뇌 도선에 제한 받을 필요가 없다. 환자의 질병 자체도 변화하고 새로운 증상이 나타나면서, 한 환자에게 두 개 이상의 뇌심부자극술 도선을 설치하는 것도 곧 현실이 될 것이다.

전기요법과 타 치료법의 병용 가능성

그 동안 뇌심부자극술의 성공 기반이 된 기전이 연구의 초점이 되어 왔기 때문에, 앞으로의 가능성과 잠재력 또한 무궁무진하다. 이제는 신경 세포 활성화의 발생률이나 패턴이 변화되면 많은 장점이 나타난다는 것을 알고 있기 때문에, 우리는 이를 더 새롭고 개선된 치료법을 개발하기 위해 사용할 수 있다. 아데노신이나 글루타메이트 등 뇌 화학물질 변화의 긍정적인 임상적 효과 또한 더 합리적인 약물 요법의 디자인을 촉진하는 데 도움이 될 수 있을 것이다.

한 가지 도발적인 연구 개발 분야는 뇌심부자극술과 다른 새로운 치료법을 병용하자는 생각이다. 특히 뇌심부자극술 도선을 유전자 요법, 줄기세포, 성장 인자에 주입하는 도관으로 사용하자는 것이다. 개략적인 아이디어는 질병의 진행을 늦출 수 있는 방법을 뇌 자극과 같이 강력한 대증요법과 함께 조합해 보자는 것이다. 이 방법이 두 분야를 통틀어 최고가 될지도 모르는 일이다.

전기적 생체표지자

과학 분야, 그리고 파킨슨병 부문에 있어서 가장 최근의 보람이라면 생체표지자의 개발일 것이다. 국립보건원은 생체표지자를 '치료를 위한 정상 생물학적 병리학적 약리학적 반응의 표지자로서 객관적으로 측정 및 평가 가능한 특징'으로 정의하고 있다. 일반적으로 생체표지자는 한 사람이 그 질병을 갖고 있는지 아닌지를 알려 주는 것이다(즉 파킨슨병의 진단을 나타내는 혈액 검사와 같은). 전기적 뇌에 있어서도 과학자들은 전기적 생체표지자의 가능성을 제기해 왔는데, 이는 특정 뇌 지역에서 자연적으로 방출되는 전기신호를 관찰함으로써 질병의 활성 정도를 알 수 있을 것이라는 것이다. 그리하여 의사가 질병의 진단에 생체표지자를 사용하는 대신, 비정상적 전기 패턴을 직접적인 치료에 — 이 경우 파킨슨병의 전기적 치료에 — 사용한다는 것이다.

과거에는 실제 수술실에서만 뇌 활동의 기록이 가능했는데, 최근 들어서는 뇌심부자극술 설치 이후에도 뇌 활동을 기록하고 신호를 실시간으로 포착하는 것이 가능해졌다. 현재 수집할 수 있는 신호의 유형은 국소부위전위로, 뇌의 타고난 전류와 그 고유한 진동을 측정하는 것이다. 연구 결과, 파킨슨병에 중요한 베타 띠라는 국소부위전위가 알려졌는데, 약물이나 뇌심부자극술이 투여되면 이 띠에 변화가 발생한다. 전기적 생체표지자에 대한 이해로 더 똑똑한 장치의 개발이 가능해지고, 새로운 장치가 베타 띠와 같은 특이적 비정상 신호를 감지해서 자동적으로 반응하도록 하는 것이 우리의 바람이다. 이것을 주문형 인식체계라고 하는데, 뇌에 전류를 적용하여 비정상적 전기적 신호를 해결할 수 있을 것이다. 주문형 체계라는 생각은 특별한 임상적 문제나 증상이 나타나기 이전에 뇌에 문제가 발생할 경우 바로 해결하자는 것이고, 이렇게만 된다면 개별화된 치료의 시대가 도래하는 것이다.

제3비밀 뇌 전기 자극을 통해
파킨슨병을 개선할 수 있는지
의사에게 물어보라.

4

우울증과 불안을 공격적으로 치료하라

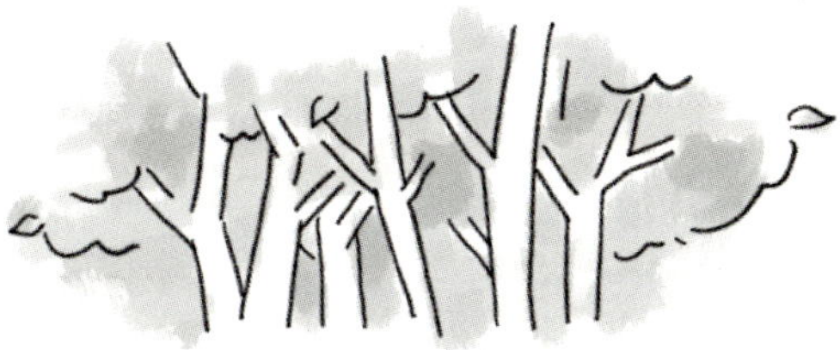

"숲 속에서 길을 잃었을 때, 어떤 경우에는 길을 잃었다는 사실을 깨닫는 데 시간이 걸린다. 당신은 길을 잠깐 이탈했지만 곧 원래 있던 곳으로 다시 돌아갈 수 있다고 스스로에게 되뇔 것이다. 해가 어둑어둑해지고 결국 밤이 되어서도 본인이 어디에 있는지를 모르게 되면, 당신은 당황하여 이제는 해가 어느 방향에서 뜨는지도 모를 지경이 될 것이다."

– 엘리자베스 길버트(Elizabeth Gilbert)

1987년에 프로작이란 약물이 성인에서 발병하는 우울증과 관련된 장애 증상의 치료에 대하여 식품의약국으로부터 승인을 받았다. '프로작 혁명'이라는 말과 함께 새로운 치료의 시대가 열렸고, 일반 대중에게 우울증과 정신 증상들을 공격적으로 알리려는 강력한 운동이 전개되었다. 불행히도 우울증의 진단과 관련해서는 큰 오명이 있어 왔기 때문에, 대부분의 사람들은 기분이 저하되었다거나 자살 시도를 생각해 보았다는 사실을 의사와 이야기하는 것에 대해 부끄럽게 생각했다. 일반 대중은 우울증을 성격적 결함과 나약함으로 보았고 의료보험 회사들은 정신과 의사와의 상담을 부담하는 것을 '별도 취급'하여 급여를 거부하곤 했다.

우울증에 대한 인식은 지난 20여 년간 천천히, 하지만 긍정적으로 변화되어 왔다. 이 흔한 질병의 식별에 여전히 문제가 많이 있지만, 사회적인 오명은 완만하게 감소했고 우울증과 불안을 성공적으로 치료하는 많은 약물들이 도입되었다.

우울증 문제의 전 세계적 현황

미국과 전 세계에서 우울증은 흔히 발생하며 피할 수 없는 현실이다. 많은 사람들이 평생 한 번 이상의 주요 우울증 증상을 경험하고, 나이가 들면서 많은 사람들이 우울증과 싸우게 된다.

미국 질병통제센터는 2005년에 미국에서 1년에 3만 2000명의 자살이 발생한다는 통계를 발표하였는데, 반면에 살인은 1만 8000건, 후천성면역결핍증으로 인한 사망은 1만 2000건이었다. 자살은 10대 사망 원인의 바로 다음인 11위로서, 전문가들은 우울증과 불안을 외부에 더 표출하고 특히 자살을 예방하기 위한 노력을 기울여야 한다고 역설하고 있다.

세계보건기구는 질병의 전 세계적인 사회 부담을 평가하고 조기 사망과 장애에 대한 보고도 하고 있다. 세계보건기구가 사용하는 장애보정수명이라는 평가 방법에 의하면, 1 장애보정수명은 건강한 생활의 1년을 상실하는 것이다. 정신신경 질환에서 가장 많은 장애보정수명이 상실되며, 심장 질환, 종양, 상해 등이 상위에 올라 있다. 파킨슨병의 우울증은 6위의 장애보정수명 상실 원인에 올라 있다. 잠재 시장이 수십억 달러에 달하기 때문에, 제약회사와 의료기기 회사들은 우울증, 불안 및 타 정신신경 질환의 치료법 개발에 관심을 보여 왔다.

정신 질환의 치료에 중요한 진전이 이루어짐에 따라, 우울증과 불안 장애 환자들에 대한 전반적 치료가 개선되었다. 1940년에는 약 50만 명의 환자들이 정신병 환자 수용소의 문 안에 감금되어 여생을 보내야 했다. 환자가 2년 이상 병원에 입원해 있는 경우에는 남은 평생을 병원에서 보내게 될 가능성이 높았다. 오늘날에는 환자들의 선별, 진단, 적절한 치료가 개선됨에 따라 이 숫자가 현저히 줄어들었다. 치료법의 주요 변화는 항우울제의 사용이었는데, 미국에서만 연간 약 2500만 명의 사람들이 프로작 처방을 받고 있다.

파킨슨병 우울증

파킨슨병 우울증은 흔해서, 보통 파킨슨병으로 진단 받은 환자들의 절반 이상이 갖고 있는 것으로 추정된다. 대다수의 전문가들은 파킨슨병 환자의 3분의 1 이상이 우울증을 앓고 있으며 아마도 또 다른 3분의 1은 진단은 받지 않았으나 우울증 증상을 갖고 있을 것이라고 추정한다.[19]

중증 우울증이 있는 환자들은 다음의 증상을 한 가지 이상 보인다:

- 일상 활동에 대한 관심 저하와 제일 좋아하는 일을 하는 중에도 흥미가 감소(쾌감 결여라고도 함)
- 절망감과 전반적으로 의기소침한 기분

그 외 많이 나타날 수 있는 증상은 다음과 같다:

- 집중력 문제
- 에너지 부족
- 피곤한 느낌 또는 피로
- 수면 문제
- 아침에 일찍 일어남
- 식욕 장애
- 성욕 저하
- 쓸모없다는 느낌 또는 죄책감

이런 증상들이 왜 파킨슨병 환자에게 흔히 나타나는지 그 정확한 원인은 밝혀지지 않았다. 제임스 파킨슨은 그의 에세이에서 우울증과 우울 증상을 언급한 바 있다.[48–50] 현대의 많은 개원의들이 파킨슨병 환자들의 우울증과 우울 증상을 무시하여 덮어 두고 있으며, 전문가들 또한 우울증이 파킨슨병에 대한 반응이 아닌 파킨슨병의 일차 증상일 수 있다는 가능성을 배제하고 있는 상황이다.

우울증이 단순한 감정적 반응이 아니라 파킨슨병의 일차적 증상이라는 강력한 증거들이 몇 가지 있다. 첫째, 파킨슨병 환자에서 우울증은 정상인보다 거의 두 배의 비율로 발생한다. 또한 우울증이 질병의 초기, 중기, 후기 언제 어느 때고 나타나며 치료받지 않으면 해소되지 않는다. 가장 확실한 증거는 뇌 영상과 뇌 부검 샘플 결과를 통해 파킨슨병의 우울증이 그 실체를 드러냈다는 것이다. 이 연구들을 통해 파킨슨병이 단순히 도파민 결핍에 의한 질환이 아니라는 가설에도 힘이 실리게 되었는데, 이 연구들에서 도파민뿐만 아니라 세로토닌, 노르에피네프린, 아세틸콜린의 세 가지 주요 물질 모두의 결핍이 퇴행 과정과 강력히 연관됨을 알 수 있었다.[51–53]

조기 발견과 우울증/우울 증상에 대한 공격적 치료가 파킨슨병의 성공적 치료를 위한 중요한 비밀 중의 하나다. 각 환자에게 개별화된 단기 및 장기적 치료 계획이 필요하다. 도파민 효현제를 부족한 용량으로 복용하거나 충분한 횟수를 복용하지 않으면 우울증이나 우울 증상이 나타날 수 있으므로 최적으로 투여되어야 한다. 일부 환자에서는 처방 용량과 용량 사이에 약물효과가 사라질 때 우울, 불안 또는 두 가지 모두가 나타날 수도 있다. 경증의 우울증에서는 한 가지 약물의 추가(예: 세로토닌 재흡수 억제제, 삼환계 항우울제, 세로토닌과 노르에피네프린 재흡수 억제제)로 충분할 수 있다.[19] 약물 치료 시작 4주에서 6주 후에 주치의가 용량이 적절하고 부작용이 없는지를 임상적으로 검사하는 것이 중요하다. 플로리다 대학의 정신과 의사인 허브 워드(Herb Ward)는 신경과 전문의들이 항우울제 처방 시작 후 곧바로 환자들을 관찰하는 일을 매우 등한시한다고 내게 언급한 적이 있다. 우리 모두 개선할 필요가 있는 부분이다.

약물 요법 외에 나는 항상 수면 문제를 이야기하고 가능하면 상담을 하려고 한다. 우울증이 중등도에서 중증인 경우에는 즉각 정신과 전문의를 참여시킨다. 일부 정신과 약물(예: 도파민 차단제)은 파킨슨병을 악화시키기도 하기 때문에 의사소통이 중요하다. 또한 우리는 항상 자살 경향을 평가하고 나타나는 즉시 의학적인 주의를 기울여야 한다. 나는 중증의 파킨슨 우울증 환자들에게 비록 지금은 절망적으로 여겨질지라도 적절히 치료받으면 개선될 수 있고 더 행복하고 의미 있는 삶을 살 수 있다고 북돋워 주기 위해 항상 노력한다.

중증의 우울증으로 환자가 약물을 거부하고 상담치료에 대해서도 저항하는 경우에는 전기경련 요법, 미주 신경 자극법, 경두개 자기 요법, 뇌심부자극술을 사용할 수 있다. 경두개 자기 요법과 뇌심부자극술은 실험적인 편이지만 치료 경험이 많은 센터에서는 사용할 수 있다. 잭 니콜슨(Jack Nicholson)이 연기한 영화 〈뻐꾸기 둥지 위로 날아간 새〉에서 오명을 뒤집어 쓴 전기경련 요법은 사실 약물과 상담에 저항하는 환자들에게 매우 효과적이었다.

뇌심부자극술 및 우울증의 새로운 치료제들

우리 센터의 신경외과 의사인 켈리 푸트는 허브 워드와 함께 뇌의 한 부위를 뇌심부자극술 도선으로 자극하는 연구를 하고 있다. 정신과 전문의와 신경외과 전문의가 함께 일하는 것은 매우 보기 힘든 조합으로, 이 조합 자체가 지난 50여 년간 이 분야가 얼마나 많이 진보하였는지 보여주는 증거이다. 과거에 코르비니안 브로드만(Korbinian Brodmann)이라는 신경과학자가 뇌의 각 부위에 번호를 할당한 바 있는데, 이들이 관심을 갖고 있는 곳은 뇌의 25번 영역으로, 이 영역은 에모리 대학의 헬렌 메이버그(Helen Mayberg)라는 신경과 의사에 의해 사람의 슬픔을 조절하는 중요한 곳으로 알려졌다. 그녀는 MRI 스캐닝을 통해 이 부위를 열심히 연구하여, 항우울제와 뇌심부자극술 모두 이 부위의 비정상을 복구시킬 잠재성이 있고 신중히 선정된 환자들에게는 삶의 질을 개선시킬 수도 있음을 밝혀냈다. 뇌심부자극술 요법이 아직은 파킨슨병의 주 치료법이 아니지만, 환자들은 과학자들과 임상의들이 전에는 불가능해 보였던 불응성 정서 장애를 치료하기 위한 연구를 계속하고 있다는 것을 기억할 필요가 있다.

파킨슨병에서의 불안과 공황

파킨슨병 환자의 30~40퍼센트가 불안 증상을 갖고 있는 것으로 추정되어 왔다. 자주 나타나는 불안 증상은 과도하고 일정한 걱정, 감정 과민, 내면의 두려움이다. 환자들은 이 내면의 감정에 대해 삶을 조절할 수 없다고 느끼거나 어찌할 바 모르는 당혹감 등으로 표현하곤 한다. 그 외의 불안 증상들은 다음과 같다:[54]

- 수면 문제
- 집중 문제
- 달리기 할 때 같은 가슴 두근거림
- 내면의 안절부절못하는 느낌
- 식은땀
- 오심 또는 소화불량
- 호흡이 얕아짐

파킨슨병 환자들은 공황 발작을 경험할 수도 있다. 공황 발작은 극도의 전반적 불편함 또는 제어할 수 없는 공포가 단시간 나타나는 것이다. 이러한 경험은 대개 갑자기 시작되어 한 시간 정도까지 지속될 수 있으며, 환자는 공황 발작 중 파멸감을 느끼거나 나쁜 일이 생길 것이라거나 심지어 죽음에 대한 통제되지 않는 공포를 느낄 수 있다. 다른 증상으로는 달리기 할 때와 같은 가슴 두근거림, 어지러움, 오심, 때때로 식은땀을 흘릴 수도 있다. 파킨슨병 환자의 3분의 1이 불안 증상을 보일 수 있으나 파킨슨병 환자를 돌보는 사람들의 5분의 1 역시 불안을 느낄 수 있다는 것도 간과할 수 없는 사실이다. 환자를 돌보는 이들에게도 우울증이 흔히 나타날 수 있기 때문에 환자뿐만 아니라 보호자와도 진료 약속을 잡아야 한다. 간병하는 사람이 행복해야 그 행복이 파킨슨병 환자에게 전파될 것이기 때문이다.

불안은 우울보다 더 치료하기 어려운 면이 있고, 어떤 경우 두 가지가 같이 나타나기도 한다. 경험 많은 개원의들은 우선 불안이 도파민 작용 약물의 '꺼짐' 상태와 연관이 있는지 살펴볼 것이다. 환자의 불안이 약물의 '꺼짐' 상태에 악화되거나 발생한다면 약물 투여 간격을 좁히는 것에 치료의 초점을 맞추게 되고 용량을 올릴 수도 있다. 최적으로 치료되고 있는 파킨슨병 환자들에게서 발생하는 불안은 훨씬 더 치료하기 어렵다. 환자가 범불안장애나 이외 다른 불안 증후군을 보인다면 정신과 의사를 치료 과정에 포함시켜야 한다. 일차 약물요법은 세로토닌 재흡수 억제제, 세로토닌 노르에피네프린 재흡수 억제제, 삼환계 항우울제 투여이다. 범불안장애나 더 심한 불안의 경우에는 보통 부스피론을 추가하고 벤조디아제핀을 추가할 수도 있다. 벤조디아제핀(디아제팜, 클로나제팜, 자낙스)을 투여할 때는 낙상의 위험이 증가할 수 있으므로 주의해야 한다. 이외의 좋은 치료법으로는 기공과 태극권, 상담과 인지 행동 치료가 있다.[19]

파킨슨병에서 치료되지 않은 정서 장애의 실제

베일러 대학의 정신과 의사인 로라 마쉬(Laura Marsh)는 존스 홉킨스 대학에 있을 당시 매우 중요한 국립보건원 연구를 수행했다. 로라는 파킨슨병의 우울, 불안과 이외 신경정신적 증상에 대한 연구를 위해 일반 진료실을 찾아갔다가 그 곳에서 놀라운 것을 발견했는데, 파킨슨병 환자의 대다수가 잠재적으로 치료 가능한 정서 장애를 가지고 있고 우리가 이를 찾아내어 치료할 필요가 있다는 것이었다.[55–58] 우울증을 보이는 파킨슨병 환자보다 더 많은 수의 환자가 명백한 무관심을 보인다는 것 또한 최근에 플로리다 대학의 돈 보우어(Dawn Bowers)와 동료들에 의해 알려졌다.[59] 무관심이 나타난다면 이 역시 다루어야 한다. 이 비밀 역시 보다 많은 사람들을 더 행복하고 더 의미 있는 인생으로 이끄는 데 도움이 될 것이다.

제4비밀 우울증과 불안을 공격적으로 치료하라.

5
수면 문제를 해결하라

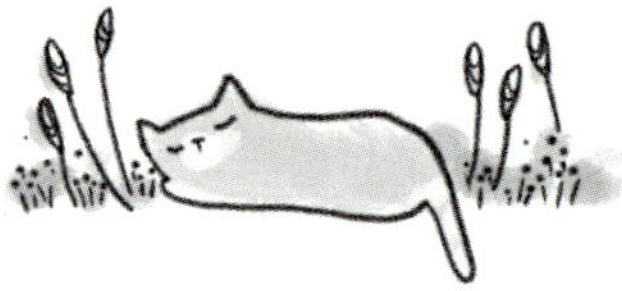

"우리는 최적의 건강을 위해서는 좋은 수면이 운동과 영양만큼이나 중요하다는 사실을 40퍼센트의 대중이 아닌 100퍼센트의 대중에게 확신시켜야 한다."

– 로버트 슈리너(Robert Schriner), M.D.

지난 10여 년간 우리가 배운 가장 큰 교훈 중 하나는 파킨슨병에서의 수면 장애가 흔하고, 치료 가능하고, 과소평가되어 있다는 것이다. 일반적으로 진전, 강직, 서동, 보행장애와 같이 쉽게 알아 볼 수 있는 파킨슨 증상들은 과도하게 강조되어 왔고 이 때문에 의사들이 환자에게 수면 문제에 대해서는 물어보지 않게 되었다. 수면 부족은 다음 날 피로, 과민, 우울을 느끼게 한다.

파킨슨병에서 수면 장애가 얼마나 흔할까? 여러 연구들에서 수면 장애가 파킨슨 환자들의 3분의 2 이상에서 발생한다는 점이 일관되게 보고되어 왔고, 그 증상으로는 주간의 과도한 졸림, 불면, 야간의 운동 증상, 수면 관련 호흡 장애(즉, 무호흡)가 있다.[19, 60–63]

환자와 가족들은 수면 장애의 근본 원인을 알아야 한다. 뇌에서의 퇴행 또는 세포 소실이 수면 기능 이상으로 이어질 수 있다. 한편으로는 파킨슨병의 증상인 진전, 강직, 서동이 밤에 나타나 수면을 방해할 수 있다. 마지막으로, 파킨슨병과 그 외 질병을 치료하는 약물들도 수면에 영향을 줄 수 있다는 사실을 명심해야 한다.

파킨슨병 환자의 수면 장애에 있어서 준수해야 할 몇 가지 중요한 규칙이 있다. 가장 중요한 첫 번째는 진단을 명확히 하는 것으로, 수면 장애의 성격에 따라 치료법 선택이 결정된다. 수면제가 모든 종류의 불면을 치료한다는 잘못된 믿음이 있다. 실제로는 한 가지 이상의 치료 가능한 문제가 수면에 영향을 주고, 좀 더 복잡한 경우에는 여러 문제점들이 복잡하게 얽혀서 수면 장애를 일으킬 수도 있다. 예를 들어 우울증과 새벽에 잠이 없어지는 불면증이 공존하는 수면 장애가 있을 수 있다. 두 번째 규칙은 야간수면다원검사를 주저하지 않는 것이다. 비디오 녹화를 통한 간단한 검사로 기저 수면 장애의 의문점을 풀거나 관련성 있는 운동 및 호흡 문제를 알 수도 있다. 일반 개원의나 신경과 전문의들은 간단하고 올바른 진단을 한 이후 치료를 시작하기보다는 먼저 고용량 수면제를 처방하고 보는 경우가 너무 많다.

마지막 문제는 환자가 복용 중인 모든 약물 리스트 — 파킨슨병 약뿐만 아니라 그 외의 모든 약물들도 — 를 자세히 검토해야 한다는 점이다. 도파민 효현제는 파킨슨병의 수면 기능 이상과 연관되어 있을 수 있고, 레보도파 역시 피로와 수면 문제를 일으킬 수 있다. 우리는 점진적으로 악화되는 파킨슨 증상을 치료하는 과정에서 레보도파 용량이 서서히 증가되는 사례들을 보았는데, 그 결과로 피로와 졸림의 문제가 나타났다. 플로리다 대학의 전임의였고 현재는 동료 직원인 라몬 로드리게스(Ramon Rodriguez)가 한번은 극도의 피로를 호소하는 내 오랜 환자의 약물을 감량함으로써 나를 부끄럽게 한 적이 있다. 그는 그 환자의 만성 피로를 없애 주었고, 그 과정에서 내가 절대 잊을 수 없는 교훈 한 가지를 가르쳐 준 것이다.

요약하면, 당신에게는 수면과 관련해 의사와 이야기해야 할 다음의 5가지 주요 이슈가 있다.

1. 불면: 잠들 수 없거나 한 번에 몇 시간 밖에 잘 수 없음.
2. 과도한 주간 졸림: 낮에 잠이 들고, 수면 발작, 피로(원인이 될 수 있는 약물, 특히 도파민 효현제나 진통제에 주의).
3. 주기적인 사지 운동: 수면 중에 다리와 발이 천천히 리듬 있게 움직임(비디오로 녹화한 수면 조사); 발을 가만히 있지 못함. — 환자가 불편한 느낌을 해소하기 위해 팔이나 다리를 계속 움직일 수밖에 없음.
4. 렘 수면 장애: 사람의 모든 근육은 정상의 경우 수면 중에는 쉬지만, 이 장애가 있을 경우 생생한 꿈을 꾸고 그 장면을 실연하여 자해 또는 배우자에게 상해를 입힐 수 있음. 가장 많이 쓰는 치료법은 클로나제팜과 같은 벤조디아제핀계 약물 사용.
5. 수면 관련 호흡 장애: 가장 흔한 것은 환자가 본인이 호흡을 멈추었다는 것을 깨닫지 못하는 수면 무호흡이며, 이로 인해 한밤중에 깨어나서 수면의 질이 악화될 수 있음.

자주 발생하면서도 가슴 아픈 이야기는 대개 환자가 아닌 배우자들에게서 듣게 된다. 배우자는 파킨슨병을 앓고 있는 환자가 꿈을 실연하듯이 행동하며 많은 경우 '악당과 싸우고' 있다고 말한다. 불행히도 이 경우 파킨슨병 환자는 의식하지 못한 채 꿈꾸는 도중에 배우자를 때리는 경우가 발생하여(렘 수면 장애), 그로 인해 결혼생활에 불화가 생기고 각자 다른 침대에서 자게 된다. 이 문제는 저용량의 벤조디아제핀계 약물(예: 클로나제팜, 로라제팜, 디아제팜)을 자기 전에 복용하도록 처방함으로써 쉽게 개선될 수 있다.

10년이 넘게 피로감을 호소한 파킨슨병 환자의 수면 치료 결과 역시 놀랍다. 간단한 야간수면다원검사 결과 이들은 무호흡 증상을 보이는 것으로 나타났는데, 수면 무호흡이 나타날 때 환자는 무의식중에 호흡을 멈추고 이것을 한 시간에 100번 이상 반복하기도 한다. 잠에 들었다가 깨기를 반복하는 환자는 주간에 피로를 느낄 수밖에 없으며, 대개 지속적 양압 환기 치료로 주간의 피로를 없앨 수 있다.[19, 60–63]

우울증과 수면 위생

우울, 불안, 다른 정서 장애들도 수면을 악화시키므로 이에 대해 평가하여 필요 시 함께 치료해야 한다. 정서와 수면 사이의 강한 상관관계에 대해 많은 이들이 잘 모르고 있는데, 로라 마쉬(Laura Marsh)가 국립보건원 연구에서 이를 밝혀낸 바 있다. 아침에 일찍 일어나는 것은 치료되지 않은 우울증의 증상일 수 있다. 이에 대한 처방으로 밤에 레보도파 용량을 추가함으로써 파킨슨 증상의 재발을 억제하여 수면의 질을 개선시킬 수도 있다.

수면 위생은 수면에 영향을 주는 행동 및 환경 요인을 밝혀내고 치료하는 것이다. 다음은 지난 몇 년간 파킨슨병 환자들을 도와준 일반적 권고사항이다.

- 매일 7시간 이상 자도록 노력한다.
- 9시간 이상의 수면은 오히려 주간 졸림을 유발한다.
- 잠자기 전 몇 시간 동안은 술을 마시지 않는다.
- 식후와 자기 전 카페인(커피, 차, 소다수, 초콜릿)을 줄인다.
- 어둡고 편안한 수면 환경을 조성한다.
- 수면 장소에서 텔레비전과 전자 미디어 제품을 없앤다.
- 매일 운동을 하되 저녁식사 이후에는 하지 않는다.

제5비밀 *수면 문제를 해결하라.*

6
파킨슨병에서는 중독 유사 증상이 나타날 수 있다

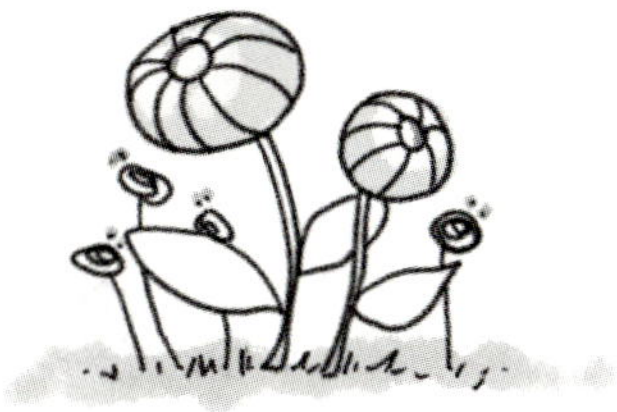

"사람들이 지켜야 할 것이 세 가지가 있다: 중독이 되는 것을 피하는 것, 인생을 좌지우지할 수 있는 큰 빚을 지지 않는 것, 정착할 준비가 되기 전에는 가족을 꾸리지 않는 것이다."

– 제임스 테일러(James Taylor)

파킨슨병 치료에 도파민을 함유한 알약이 도입되자 의학 전문가와 환자들은 마침내 기적의 치료가 나타났다고 짧게나마 생각했다. 이전에는 환자들이 동상처럼 굳어 버려서 자주 입원해야 했지만, 도파민 알약을 복용한 후에는 다시 걸을 수 있었고 파킨슨병의 부담에서 자유로워진 것처럼 보였다. 하지만 도파민 알약이 단지 대증적 치료일 뿐이고 이 질병의 진행을 예방하기에는 부족하다는 사실을 과학자들이 알기까지는 오랜 시간이 걸리지 않았다. 또한 도파민 치료를 도입한 이후 몇 년이 지나서는 환자들 중 다수가 약효 감소와 이상운동증과 같은 합병증을 보이기 시작했다.

중독 유사 행동과 레보도파 요법

1970년대 초 · 중반, 앙드레 바르보(André Barbeau)는 레보도파 요법의 장점과 부작용에 대한 논문을 연이어 게재했다. 바르보는 도파민 대체요법 결과 특이한 부작용을 보인 몇 명의 환자들을 관찰했다. 그 환자들 중 절반 이상이 매우 고용량의 도파민(하루 4~6그램)을 복용한 후 조증 또는 흥분증상을 보였고, 일부 환자들에서는 과다성욕과 인격 장애, 중요한 결정 단계에서 잘못된 판단을 하는 것이 보고되었다.[64–68]

펀딩(Punding)

이후 브라운 대학의 조 프리드만(Joe Friedman)과 동료들이 레보도파가 펀딩을 일으킬 수 있다고 보고했다.[69, 70] 펀딩은 1972년에 라일란더(G. Rylander)가 암페타민 과량복용 또는 중독을 보이는 환자에게서 처음 발견했으며, 제2차 세계 대전을 다룬 조셉 헬러(Joseph Heller)의 소설『캐치-22(Catch-22)』에서도 펀딩 현상을 다룬 바 있다.[71]

이 소설은 곧 유명해졌다. '캐치-22'는 긴박하고 현실적인 위험에 직면하여 자신의 안전을 걱정하는 행위는 합리적인 심리의 전개 과정이라고 묘사했다. 주인공인 파일럿 오르(Orr)는 미쳐 버렸고, 그래서 비행 근무를 면제받을 수 있었다. 면제받기 위해 그가 해야 하는 일은 단지 면제를 요구하는 것밖에 없었지만, 만일 그가 요구를 한다면 그 행위 자체로 미루어 볼 때 그는 미친 상태가 아닌 것으로 판단되게 되어 면제 요구가 받아들여지지 않게 된다. 출격을 나간 상태에서 오르는 미친 증상이 더 악화되며 평상시에는 정상적인데 그러므로 다시 출격을 나가야 한다. 요사리안(Yossarian)은 캐치-22의 이 구절이 내포한 절대적 단순성에 깊은 감동을 느껴서 존경스러운 휘파람 소리를 냈다.(조셉 헬러, 『캐치-22』)[72]

옥스포드 영어사전에서는 catch-22를 '한 가지 필요요건이 또 다른 필요요건에 의존하고, 반대로 이 또 다른 필요요건도 먼저의 것에 의존하는 일련의 순환'이라고 하고 있다.

『캐치-22』는 존 요사리안이라는 제2차 세계대전의 파일럿에 대해 쓰고 있다. 이 파일럿은 전쟁 중에 캐치-22 상황 아래에서 살아남으려고 노력한다. 제3장 'Havermeyer'에서 요사리안은 요양시설로부터 돌아온 후 동료 폭격수인 오르가 이상한 행동을 하는 것을 발견한다.

요사리안이 돌아온 후 어느 날, 오르가 스토브 내에 가솔린을 주입하는 꼭지를 손보고 있는 것을 보았다. 그 스토브는 요사리안이 병원에 있을 때 만들기 시작했던 것이었다. "무엇을 하고 있지?" 요사리안은 텐트 안에 들어서며 한 번 흘깃 보고는 자기보호적으로 물었다. "여기 새는 곳이 있어서 고치는 중입니다."라고 오르가 말했다.

"오르는 텐트 바닥에 무릎을 대고 있었다. 그는 쉼 없이 일했고, 꼭지를 분리하고, 작은 조각들을 주의 깊게 널어놓고, 그것들을 세며 마치 그러한 것들을 이전에 본 적이 없는 것처럼 각각을 끝없이 조사했다. 이후에 다시 전체 조각들을 조립하였는데, 이 과정을 인내심이나 흥미를 잃지 않고 피로한 기색도 보이지 않은 채 언제 끝이 날지도 알 수 없이 계속 반복했다."[72]

이 행동을 '펀딩'이라 부르며, 이러한 현상은 레보도파, 때로는 도파민 효현제를 복용하는 일부 환자들에게서 나타난다. 펀딩은 기술,

기계적 장비의 반복적 조작, 계속적인 핸들링, 검사, 물체의 분류, 손질, 보관, 비정상적으로 증가된 글쓰기, 사회적으로 용인되지 않는 과도한 춤추기 등에 극도로 집착하는 것이다.[69–71]

나는 파킨슨 질환에서 시계, 낚시, 페인트, 이메일, 잡지 페이지들을 이상하고도 반복적으로 계속해서 조립하고 분해하는 모든 종류의 펀딩들을 보았다. 이 행동들을 멈추려고 하면 저항, 과민, 정서 변화가 나타났으며 환자는 행동을 멈추기보다 소변을 지리는 경우가 더 많았다. 간병인들은 환자가 대체로 안전하며 몰두해 있고 만족하고 있기 때문에 펀딩 상태일 때를 더 선호하기도 한다.

펀딩은 1972년 라일란더 등의 의학 논문에서 처음 기술되었는데, 조셉 헬러가 『캐치-22』를 쓴 것이 1950년대 초반이고 1961년에 출간되었으니, 그 논문보다 11년이 앞선다. 그러므로 실제 이 행동 현상에 대해 헬러의 소설이 먼저 이해한 것이며, 소설에서의 펀딩은 이탈리아 매춘부의 하이힐로 머리에 상해를 입게 되면서 발생한다. 파킨슨병에서의 펀딩은 도파민 대체요법 또는 도파민 효현제 치료에 의해 발생할 수 있다.[71]

모든 파킨슨병 환자나 간병인은 도파민 치료 중에 특이한 행동이 나타나면 의사에게 알려야 한다. 펀딩을 포함한 특이적 행동은 간단한 약물 조정이나 쿠에티아핀, 클로자핀, 신경안정제 등의 약물을 추가함으로써 치료할 수 있다.[19]

도파민 조절 장애 증후군

도파민 대체요법(예: 시네메트 또는 마도파) 중에 드물게 발생할 수 있는 문제로 도파민 조절 장애 증후군이 있다. 런던의 퀸즈스퀘어 병원의 앤드류 리즈(Andrew Lees)와 동료들은 이를 쾌락주의 조절 장애 증후군이라고도 불렀다.[73] 이 증후군은 도파민 대체요법을 받는 환자들의 1~3퍼센트에서 드물게 나타나는데, 초기 보고에서는 주로 시네메트와 마도파 투약 중에 나타났고 중독 유사 증후군으로 생각되었다. 환자는 약물을 갈망해서 부작용에도 불구하고 그 약물들을 대량 복용한다. 이 약물들은 뇌의 보상 센터를 자극하기 때문에 임상의가 해결하기에는 힘들어 보인다. 치료법에는 약물 조정, 인지 행동 요법, 상담 등이 있고, 펀딩에서와 같이 쿠에티아핀, 크로자핀, 신경 안정제가 정상생활 회복에 도움이 될 수 있다.

시네메트와 마도파는 독성이 없다

도파민 효현제는 1990년대에 레보도파 같은 도파민 대체요법에 대안적 또는 보조적 치료제로서 사용되기 시작했다. 이 약물들은 질병의 진행을 늦추고 레보도파와 비교해 부작용이 적다는 설명과 함께 일반 대중에게 판매되었다. 파킨슨병 치료의 주류에서 레보도파를 끌어내리고자 하는 제약업계의 과욕으로 인해 초기부터 레보도파를 공격하는 주장들이 대두되었다. 이러한 반레보도파 캠페인의 효과는 전 세계로 번져나갔는데, 현재는 오히려 도파민 효현제 사용이 더 많은 부작용과 문제점이 있고 레보도파는 파킨슨병에 우수한 약물로 인식되고 있다.

많은 환자와 가족들이 시네메트와(또는) 마도파가 파킨슨병의 진행을 가속시킨다는 불필요한 경고를 지속적으로 받고 있다. 많은 신경과 의사들이 약물 용량과 투여 간격을 필요 이상으로 제한해 왔지만, 그 근거가 된 보고서들은 인체에 대한 연구에 의한 것이 거의 없다. 환자와 가족들은 시네메트와 마도파 도파민 대체요법이 파킨슨병 치료에 가장 효과적인 치료법이라는 점을 인식해야 한다.

도파민 대체요법은 독성이 없으며 질병의 진행을 가속시키지 않는다. 런던의 퀸스케어 병원의 로라 파키넨(Laura Parkkinen)과 동료들은 96명의 파킨슨병 환자의 뇌를 부검하고 이 뇌 조직과 레보도파 사용 여부를 짝지어 병리학적 측면을 조사하였다. 이 연구의 결론은 '사람에 대한 레보도파의 장기 사용이 파킨슨병 병리의 진행을 증가시키지 않는다.'였다.

이 분야의 저명한 신경과 전문의가 지적하기를 "아직은 레보도파가 도파민 신경에 독성이 있고 퇴행 과정을 가속시키는지에 대해 지루한 염려가 존재한다."라고 하였다. 그 염려에 대한 과학적 근거로는 레보도파가 자동적인 산화 과정을 거치고 반응성 산소 종을 형성하여 독성 원섬유를 발생시킨다는 것 등이 있다. 또한 그 근거 중에는 접시에 레보도파와 뇌세포를 혼합한 실험을 하여, 레보도파가 뇌세포에 독성을 나타낸 결과가 있다. 하지만 이 연구로 레보도파가 사람의 파킨슨병에 대해 독성이 있다고 보기에는 많이 부족한 것이 사실이다.[74, 75]

여러 국가에서 다양한 수준의 많은 연구들이 수행되었다. 가장 최근의 유명한 ELLDOPA 연구가 있는데, 뉴욕의 스탠리 판(Stanley Fahn)에 의해 발표되었다. 스탠리는 현대 운동 장애 신경학의 창시자 중 한 명으로, 그는 레보도파가 환자에게 매우 유익하며 질병의 과정에 아마도 긍정적으로 — 부정적이 아닌 — 영향을 줄 것이라고 결론을 내렸다.[76] 현재 네덜란드의 롭 드 비(Rob de Bie)에 의해 추적 연구가 수행되고 있으며 레보도파 요법의 장점이 더 밝혀질 전망이다.

시네메트는 최근 국립파킨슨재단의 삶의 질 향상 연구에서 6000명의 파킨슨병 환자를 대상으로 추적 조사한 연구에서 가장 많이 투여되고 있는 약물로 보고되었다.[77] 이 연구는 여태껏 시도된 파킨슨 연구 중 가장 규모가 크고 가장 장기간 수행된 것으로, 연구에 참여한 개원 전문의들은 도파민 효현제를 포함해 그 어떤 약물보다 레보도파를 더 많이 사용하고 있었고, 유병기간이 길수록 더욱 더 레보도파를 많이 사용하고 있는 것으로 나타났다. 혹시 주치의가 레보도파를 배제하려고 한다면, 환자들 스스로 이러한 정보를 잘 알고 있어야 하겠다.

이 모든 정보가 파킨슨 환자들에게 말해 주는 것은 시네메트와 마도파는 파킨슨병 치료의 안전하고 효과적인 약물로서 고려되어야 한다는 점이다. 경험 있는 신경과 의사나 개원의는 각 환자별 증상에 따라 적절한 치료를 하고 장점을 최대화하기 위해 용량과 투여 간격을 자주 조정해 주어야 한다. 환자와 가족들은 레보도파가 독성이 있고 질병 진행을 가속시킨다는 이야기는 이 우수한 치료법을 크게 흔들어 놓는 것이라는 점을 알고 있어야 한다. 이러한 주장 때문에 의사와 환자의 관계에서 소중한 그 몇 분의 시간들을 낭비해서는 안 되며, 처방의는 이 중요한 요법을 저용량으로 처방하지 말아야 하고 특히 치료 가능한 증상이 있는 환자에게는 더욱 그러하다. 시네메트와 마도파에 대한 비판을 통해 임상 실제를 바꾸고 싶다면 사람을 대상으로 한 보다 강력한 자료를 제시해야 할 것이다. 그러한 자료가 나오기 전까지는 레보도파 대체요법이 독성이 없고 파킨슨병의 진행을 가속시키지 않는다는 것을 지지하는 여러 근거들을 환자들에게 제공할 필요가 있다.[19]

심각한 위험으로 떠오르고 있는 중독 유사 행동과 도파민 효현제

한편, 우리는 도파민 효현제를 투여 받는 환자 여섯 명 중 한 명 꼴로 중증 부작용이 발생할 심각한 위험이 존재한다는 것을 알고 있다.[78–82] 의사, 환자, 가족들은 도파민 효현제로 인해 발생할 수 있는 위험에 대해 약물 복용 시작 전에 미리 알고 있어야 한다. 실제로 대부분의 환자들에서는 효현제가 긍정적 효과를 나타내지만, 강박적이고 충동적인 문제가 나타날 경우에는 토론토 웨스턴 병원의 토니 랭(Tony Lang)이 지적한 것처럼 한 가족을 파멸시킬 수 있는 상해 행동을 촉발할 수도 있는 것이다. 토니는 이 분야의 세계 최고 전문가 중 한 명이며 영향력이 있는 사람이다. 환자와 가족들이 도파민 효현제의 이러한 위험성을 미리 알고 있으면 문제가 발생하는 경우에 즉시 치료법을 중지하고 다른 치료로 바꿀 수 있다.

도파민 효현제 사용으로 인한 충동 조절 장애의 발생은 임상에서 매우 큰 이슈가 되었고 여러 종류의 소송으로 거대한 법적 문제가 되었다. 필라델피아 펜실베니아 대학 의사인 댄 웨인트라웁(Dan Weintraub)은 미국과 캐나다의 46개 운동 장애 센터에서 치료받은 3090명의 파킨슨병 환자들에 대해 조사하였다. 놀랍게도 환자의 13.6퍼센트에서 충동 조절 문제를 발견했는데, 환자들 중 도박이 5퍼센트, 강박적 성적 행동이 3.5퍼센트, 충동구매가 5.7퍼센트, 폭식 장애 4.3퍼센트, 두 가지 이상의 문제가 함께 나타나는 경우가 3.9퍼센트인 것으로 나타났다. 우리가 기억해야 할 점은 도파민 효현제를 복용하지 않은 경우(6.9퍼센트)보다 복용한 경우(17.1퍼센트)에 이러한 이상이

더 많이 나타났다는 것이다.[81]

도파민 효현제 사용 이후 이런 행동이 나타나는 것에 대해 위험인자가 있는지에 대해, 댄은 젊은 나이, 미혼, 흡연, 도박 가족력을 주요 요인으로 지적했다.[81, 82]

현재 클리블랜드 클리닉의 운동 장애 책임자로 있는 허버트 페르난데즈(Hubert Fernandez)와 나는 2007년에 마이크 샤피로(Mike Shapiro)라는 의대생과 의견을 나누었다. 이후 마이크는 정신과를 전공하여 「파킨슨병 도박 환자와 병리적으로 연관된 네 가지: 불안, 분노, 나이 그리고 효현제」라는 중요한 논문을 발표했다. 도박 행동이 도파민 효현제의 사용, 나이(젊음), 불안, 분노와 연관된 것으로 나타난 것이다.[83] 우리는 불행히도 다섯 번째 요인을 남겨 두었는데, 훗날 영국 캠브리지 대학의 발레리 분(Valerie Voon)이 지적한 알코올 또는 약물 남용력이 그것이다.[78, 79] 파킨슨병 환자에게 도파민 효현제를 처방하기 전에 충동 조절 장애의 발생 위험인자에 대해 의사와 환자들이 알고 있는 것이 중요하다.

도파민 효현제는 하지 불안 증후군, 프로락틴종, 섬유근육통 등 다른 질환의 치료에도 그 사용이 증가되어 왔다. 현재는 이들 비파킨슨병 관련 환자군에서도 이 약물이 충동 조절 문제를 일으킬 수 있다는 근거가 있다.

2011년, 우리의 전임의 중 한 명인 태국인 나틀라다 리모타이(Natlada Limotai)는 도파민 조절 장애, 펀딩, 충동 조절 장애, 도파민 효현제 금단 증후군에 관한 매우 중요한 논문을 썼다.[84] 우리 임상그룹은 파킨슨병이 헤어나지 못하고 있는 중독 유사 행동에 대해 점점 더 많은 관심을 가지고 있었으며, 도파민 효현제 사용으로 삶이 파괴되었다고 보고하는 환자와 가족들의 편지가 우리 국립파킨슨재단에 도착하는 양 또한 해마다 증가하고 있었다. 나는 플로리다 대학의 개인 진료실에서 같은 문제 — 결혼 생활은 파탄 나고, 성욕 과다 환자들은 너무 많으며, 폭식, 충동적 인터넷 사용, 충동적으로 틈만 나면 인터넷 포르노에 탐닉 — 를 접하고 있었다. 하지만 그와 동시에 파킨슨병 환자에게서 중독 증상이 나타난다는 가능성을 받아들이지 않는 신경과 의사들과 개원의들의 강한 저항과도 마주하고 있다. 우리는 지난 9년간의 경험을 검토한 논문을 발표하여, 이 내용이 대중과 의학계에 널리 알려질 수 있도록 매우 열심히 일해 왔다. 파킨슨병에서 중독이 일어나지 않을 것이라는 믿음과 직접 맞부딪기 위해 일부러 논문의 제목을 「파킨슨병과 중독 유사 발생: 단일기관 대규모 9년 경험」이라고 붙이기도 하였다.

나틀라다는 1000명 이상의 환자 차트를 검토하여, 8퍼센트의 환자들이 아편과 코카인 사용자들과 유사한 도파민 효현제 금단 증상을 보인다는 것을 알아냈다.[84] 도파민 효현제 금단 증상에 대한 생각은 처음에 멜리사 니렌버그(Melissa Nirenberg)가 뉴욕의 코넬 대학에서 운동 장애에 관한 펠로우 수련 과정 중에 소개하였는데, 멜리사는 증상을 호소하는 환자들의 말을 잘 들어 주는 것만으로 이 금단 증후군의 존재를 알게 된 것이다.[85] 그것은 예리하고도 중요한 관찰이었다.

나틀라다는 대상 환자들의 약 1퍼센트가 레보도파 또는 도파민 알약 중독을 보이는 도파민 조절 장애 증후군을 나타냈다고 보고했고, 추후 연구에서 9퍼센트까지라고 하였다. 하지만 이는 저평가된 수치였고, 최근 일련의 보고에서는 발생률이 14퍼센트로 나타났다. 우리는 이 9년의 연구 기간 중 우리의 인지도 또한 낮았기 때문에 발생률이 낮게 나타난 인위적 결과라고 생각한다. 그저 단순히 증상의 발생을 놓친 것이다. 흥미롭게도, 충동 조절 장애 환자와 도파민 조절 장애 환자 모두에게서 펀딩이 나타났다.[84] 댄 웨인트라웁, 발레리 분, 토니 랭 그리고 많은 다른 연구 권위자들과 마찬가지로 우리는 파킨슨병에서 도파민 자극 요법이 놀라울 정도로 많은 환자에게서 중독 유사 행동 문제를 일으킨다고 생각한다.

치료

도파민 효현제를 줄이거나 중단하는 한편 행동 문제를 차단하는 다른 약물을 추가하는 것이 이러한 중독 유사 증상 발현에 대한 주요 치료법이었다. 상담과 인지 행동 요법도 치료 방법으로 제시되었으나 아직 깊게 연구되지 못했다. 일부 연구진에서는 뇌심부자극술의 사용을 제시하기도 하였는데, 그 전제는 뇌심부를 자극함으로써 도파민 효현제 용량을 감소시킬 수 있을 것이고 따라서 환자들이 중독 유사 증상의 발현과 싸울 수 있으리라는 것이다.

우리 의과 대학생인 사라 모움(Sarah Moum)은 최근에 뇌심부자극술을 했던 모든 환자의 의료 기록을 검토했다. 뇌 표적(시상하부 또는 내선조체)에 대한 일측성 혹은 양측성 자극에 따른 도파민 조절 장애에는 변화가 없었다. 7명의 충동 조절 장애 환자 중 2명은 증상이 해결되었지만, 수술 후 17명에게서 충동 조절 문제가 발현되었고 2명은 수술 후 도파민 조절 장애가 발생하였다. 우리가 배운 교훈은 충동 조절 장애와 도파민 조절 장애 문제를 수술 전에 알려야 한다는 것이며, 뇌심부자극술은 일차 치료법이 아니며 오히려 이러한 문제를 촉발시킬 수도 있다는 점이다.[86] 폴 크랙(Paul Krack)이 주도한 프랑스 그르노블 연구 그룹은 최근에 충동 조절 장애를 앓는 환자들에게 뇌심부자극술을 적용할 때 더 안전하게 시행할 수 있는 한 가지 방법을 소개하였다.[87]

제6비밀 파킨슨병에서는 중독 유사 증상이 나타날 수 있다.

7
운동이 뇌 기능을 개선시킨다

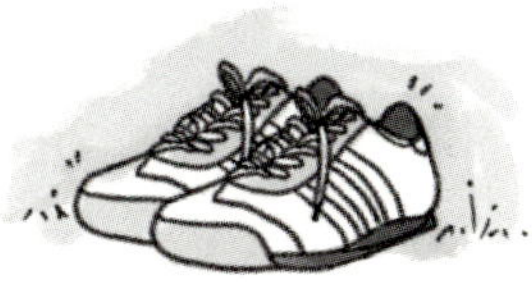

"활동 부족은 사람들의 좋은 컨디션을 파괴시킨다. 반대로 움직임과 신체적 운동이 좋은 컨디션을 보전해 준다."

– 플라토(Plato)

파킨슨병의 다양한 증상들에 대한 치료 약물들이 개발되기 전에 일부 의사들은 운동, 바쁘게 지내기, 가능한 한 '신체적 활동'을 할 것을 권했다. 레보도파의 시대가 열리기 전에 시설에 보호되었던 파킨슨병 환자들에게는 의사의 회진 때마다 환자가 차트 수레를 끌어 보게 하거나 병원 직원 대신 수건을 개도록 하는 경우가 있었다. 특정 작업을 위한 신체 운동 후 파킨슨병 환자들이 호전되었다는 과거 초기의 관찰 이후, 운동이 도움이 된다는 믿음이 생기게 되었다. 나는 진료실에서 환자들에게 "운동은 약과 같다."라는 말을 수년 동안 해왔고, 매일 스트레칭과 운동을 규칙적으로 하는 것이 대단히 도움이 된다고 말해 왔다. 나와의 진료 약속 한 시간 전에 물리 치료를 받고 오는 환자들이 더 밝고 긍정적으로 보인다는 점을 관찰하기도 했다. 물론 나 역시 최근까지도 파킨슨병 환자에게 운동 처방을 내리기에는 강한 과학적 근거가 부족하다고 생각했었지만 말이다.

운동에 대한 근거

피츠버그 대학의 마이클 지그몬드(Michael Zigmond) 박사와 저명한 신경과학자가 파킨슨병 환자에게서 운동이 신경보호 기능을 하거나 질병을 변화시키는지 검토하였다. 마이클은 임상의와 연구자들이 합심하여 이 분야의 연구를 진행하도록 조율했고, 그 자신도 초기의 많은 실험들에 관여했다. 그의 연구팀은 파킨슨병의 6-수산화도파민 동물 모델을 통해 운동의 영향에 대해 연구했다. 마이클은 동물들에게 운동을 시켰더니 파킨슨 증상의 발현 가능성이 낮아지는 것을 관찰했고, 운동이 뇌에서 영양 인자라는 물질을 증가시키고 이 물질이 뇌세포의 괴사를 예방한다는 것을 밝혀냈다.[88, 89]

로스앤젤레스 서던 캘리포니아 대학의 베스 피셔(Beth Fisher), 지젤 펫징어(Giselle Petzinger)와 동료들은 운동이 파킨슨병에 미치는 영향에 대한 연구 대상을 동물 모델에서 사람으로 바꾸었다. 그들은 고강도 운동이 파킨슨병 환자의 기능 수행 능력에 미치는 영향에 대한 예비 연구를 저널에 게재했는데, 수행 능력이 개선되면 뇌에서 긍정적인 생리 변화가 일어나는지 밝혀내는 것도 이 연구의 부차적 목적이었다. 그 결과, 통합 파킨슨병 척도라는 파킨슨병의 운동 평가 점수에서 어느 정도 변화가 나타났다. 여러 그룹 중에서도 고강도 운동이 가장 큰 효과를 보여, 특히 고강도 운동이 증상을 개선시킨다는 점을 지지해 주었다. 최근의 다른 몇 가지 연구들과 더불어 이 연구가 임상 실제에 큰 영향을 미쳐서, 이제는 대부분의 운동 장애 전문가들이 환자들에게 매일 운동을 하라고 말하고 있다.[90, 91]

운동이 증상을 개선시켜서 넘어지는 것을 줄일 수 있는지 확인하기 위한 대규모 연구가 필요한데, 다행히도 현재 완료되었거나 발표가 가까운 많은 연구들이 존재한다. 파킨슨병에서 저항성 훈련에 관한 다니엘 코코스(Daniel Corcos), 크리스토퍼 하스(Christopher Hass), 데이비드 바일란코트(David Vaillancourt)의 연구들이 그것이며, 균형 문제의 치료에 있어서도 태극권의 장점에 관한 몇 가지 연구들이 발표된 바 있다.[92, 93]

앙케 스나이더(Anke Snijders)와 바스티안 블로엠(Bastiaan Bloem)은 최근에 주목할 만한 파킨슨병 환자에 관한 짧은 증례 보고를 했다. 중증의 보행 장애와 굳어 버리는 증상을 보이던 말기 파킨슨병 환자에 대한 이 증례 보고에는 극적인 내용의 비디오도 포함되어 있었는데, 환자가 수년간 파킨슨병을 앓아왔지만 산에 매일 오르고 6마일 이상 자전거를 탈 수도 있다고 하였다. 닥터 블로엠은 이 환자에 대해 "대단히 흥미롭다."라고 덧붙였다.[94, 95]

파킨슨병 환자를 돌보는 많은 시간 중 내가 배운 것 중 하나는 환자가 말하는 내용을 믿어야 한다는 것이다. 블로엠과 동료들은 환자의 이야기를 믿고 확인하는 옳은 일을 했다. 이들은 조지아 공과대학에서 클리블랜드 클리닉 재단으로 옮긴 제이 알버트(Jay Alberts) 박사의 또 다른 보고에 관심을 가진 후 실제로 그 방법을 따랐고, 그 결과 인상적인 내용의 보고서가 나오게 된 것이었다. 제이는 2인승 자전거와 강제적인 운동이 파킨슨병에 도움이 됨을 밝혀냈다.[96] 그는 파킨슨병 환자를 2인승 자전거의 뒷자리에 앉힌 후 봉사의 일환으로 아이오와 전 지역에 걸쳐 자전거를 탔고, 그 결과 환자가 주목할 만한 호전을 보였다. 내가 애틀랜타의 에모리 대학에 있을 당시 제이는 조지아 공대에 있었는데, 우리는 이 환자에 대해 의견을 나눈 후에 서로 다른 연구 프로토콜을 택했다. 나의 프로토콜은 실패였지만, 제이는 아이오와를 트레킹하여 파킨슨병의 운동 기반 연구에 중요하고 획기적 결과를 이끌어 냈다.

사이클링이 어떻게 증상을 개선시킬까? 블로엠의 환자는 걷지는 못하면서 자전거는 어떻게 탈 수 있었을까? 이에 대한 대답은 수수께끼로 남아 있지만, 많은 전문가들은 매우 복잡하고 상호 연결되어 있는 뇌의 기저핵에 답이 있을 것이라고 믿고 있다. 이 네트워크 구조는 운동, 정서, 인지 기능을 원활히 하도록 도와주는 기능을 한다. 기저핵이 어떻게 작용하는지는 인류의 가장 큰 의문 중 하나로 남아 있다. 우리는 이 시스템이 진보된 데이터 프로세서처럼 작용하고 복잡한 뇌 기능들을 조율하며 정보의 여과, 분류도 한다고 생각한다. 걸을 수는 없지만 자전거 타기가 가능한 블로엠의 환자 사례는 아마 기저핵 자체에 의한 것일지 모른다.

한편으로는, 다른 뇌 시스템들이 기저핵을 우회하여 그의 환상적인 자전거 타기가 가능하였을 수도 있다. 기저핵 질환들(예: 파킨슨병이나 다른 운동 장애)은 스트레스나 불안(예: 수면 부족이나 결혼생활 문제)에 의해 악화될 수 있으나 정서, 운동, 시각 및 그 외의 계기와 비약물적, 비수술적 방식(예: 태극권)에 의해 개선될 수 있는 것으로 알려져 있다. 우리는 기저핵이 어떻게 작용하는지를 알아내어 운동 요법의 힘을 활용하는 방법을 찾아야 한다.[97]

블로엠은 최근 뉴욕 타임즈와의 인터뷰에서 "파킨슨병 환자들이 자전거에 올라타 붐비는 도로로 나가는 것은 옹호하지 않는다."라고 하였다. 그는 환자들은 자전거에 올라타는 데 도움이 필요하며 교통 신호에 따라 정지하는 데 어려움을 겪을 수 있을 것이라고 하였다. 환자들은 안전한 지역에서 타야 한다. 그는 환자들이 3인승 자전거를 타거나 고정식 운동용 자전거를 타기를 권고하였다. 한편 그는 "걸을 수 없을 정도로 병이 진행된 일부 환자들의 경우에도 사이클링이 증상을 없애 주거나 실질적인 심혈관 운동 효과를 볼 수 있는 기회를 제공할 수 있을 것"이라고 북돋우기도 하였다.

블로엠의 관찰 결과는 여전히 흥미롭지만, 나는 모든 파킨슨병 환자들이 섣불리 자전거에 올라타는 시도를 하지 않기 바란다. 블로엠은 모든 사람들이 일생 동안 자전거를 타는 네덜란드에서 왔음을 기억하시기를. 갑작스런 약물 중단, 균형 문제, 그 외에 복잡한 문제들이 사고와 심한 부상을 일으킬 수도 있다. 의사와 물리치료사의 조언을 구한 이후에도 당신이 석양을 향해 새 자전거를 타기로 결정했다면, 같이 할 친구와 헬멧이 반드시 필요하다.

네덜란드의 국립파킨슨재단은 블로엠과 마틴 뮨네케(Martin Munneke)가 운영한다. 그들은 파킨슨넷 개념을 도입하였는데, 이는 파킨슨병 관련 관리에서 큰 변화를 불러일으킬 목적으로 만들어진 체계로서, 매우 강력하며 다른 지역과 국가에도 수정, 도입될 수 있다. 아이디어는 단순하다: 파킨슨병 환자를 돌보는 시스템을 구축된 네트워크 — 나라 전체에 퍼져 있는 — 를 통해 확산시키면 환자들에게 보다 편리하고 완성도 높은 치료 기회를 제공할 수 있다는 것이다. 블로엠과 뮨네케는 지역에 위치한 여러 병원에서 약 700명의 환자들을 대상으로, 파킨슨넷 치료 또는 일상적 진료에 배정된 환자를 6개월간 관찰했다. 저자들이 명시한 목표는 '(a) 현행 의료관리체계 내에서 이러한 변화의 실행 결과에 대해 평가하고, (b) 환자들의 건강상의 이점에 대한 평가를 통해 파킨슨넷 치료의 실행 결과를 기록하며, (c) 이 새로운 관리 구조가 사회적 비용에 미치는 영향을 평가하는 것'이었다. 비록 일차 종말점에서는 두 집단 간 차이가 보이지 않았지만, 파킨슨넷은 전반적으로 더 우수한 관리의 질을 보였고 사회적인 순 재정 부담을 감소시키는 것으로 나타났다.[98–101]

물리 치료는 파킨슨병의 운동 및 이동 문제에 대해 가장 대중적이고 널리 사용되는 협력 의료관리 형태다. 최근 몇 년간에 물리치료와 운동에 관해 발표된 연구 논문의 수가 무려 500퍼센트 이상이 증가했다. 운동 관련 동물 연구들의 결과에서 흥미로운 점은 신경가소성 변화의 가능성과, 심지어 질병 변화 효과의 가능성이 있다는 것이다. 몇 개의 임상시험들에서는 물리치료가 운동 수행 능력과 삶의 질 모두를 유의하게 증진시킨다는 결과가 보고되었다. 이러한 결과들이 아직까지 지역사회의 의료 실제에까지 확산되고 있지는 못하다. 우리는 연구를 계속하여 운동 프로그램이 전 세계적으로 확산될 수 있도록 노력을 지속할 것이다.

오늘날, 전 세계적으로 파킨슨병의 진료 장면에서 운동은 더욱 자주 처방되고 있다. 여러 근거들이 그 장점을 말해 주고는 있지만 더욱 많은 연구들이 필요하다. 앞으로의 연구들에서 어떤 종류의 운동이 필요한지, 어느 강도까지, 어느 정도의 빈도가 가장 좋은 결과를 도출하는지를 밝혀내기를 바란다. 많은 진료의들이 파킨슨병의 경과 중 조기에 운동을 시작하는 것이 질병 조절 또는 신경보호 효과를 가져올 수 있다고 믿고 있지만, 이러한 생각은 아직 입증되지 않았다. 운동으로 인해 운동성 및 비운동성 장점뿐만 아니라 전반적인 건강상의 이점도 나타나는 것으로 생각된다. 따라서 매일 운동하는 프로그램을 고안하는 것이 합리적이나, 기억해야 할 것은 열심히 땀 흘리지 않으면 효과가 없을 수 있다는 점이다.

제7비밀 운동이 뇌 기능을 개선시킨다.

8

입원에 대비하라

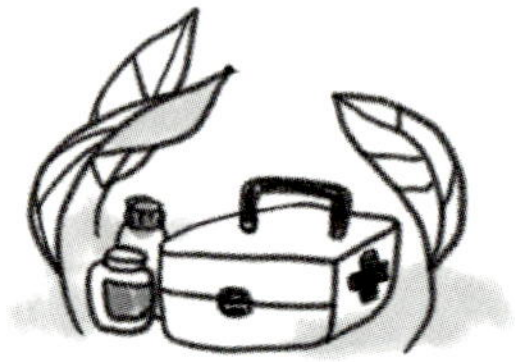

"제가 제일 좋아해서 찾는 묘지가 있는데, 그 곳은 매우 깨끗하고 의사 선생님과 간호사 모두 친절하답니다."

– 제로드 킨츠 (Jarod Kintz)

몇 년 전에, 병원에서의 좋지 않은 경험을 이야기하는 환자 수가 많은 것을 보고 놀란 적이 있다. 우리는 이 사안을 국립파킨슨재단을 통해 국제적으로 조사해 보았는데, 그 결과 또한 매우 놀라웠다.

파킨슨병에서의 입원

우리 연구팀은 파킨슨병 입원 환자 치료에서 개선할 점을 정의하고 또 제안할 목적으로 세 편의 논문을 연이어 발표했다. 첫 번째 논문은 파킨슨병 환자의 입원 관리에 관련된 논문들을 검토하고 임상 실제와의 차이를 확인하는 것이었다.[102] 이미 전문가들은 일반 환자에 비해 파킨슨병 환자의 입원율이 높고 입원 기간도 길다고 언급하고 있었고, 우리도 이 문제에 관심을 두고 있었다. 지난 40년간 발표된 논문을 검토한 바, 대부분의 논문에서 높은 입원율과 합병증의 요인으로 운동 장애를 꼽고 있었다.[103, 104]

그 외의 다른 여러 조건들 — 운동 합병증, 이동성 감소, 지시 불이행, 부적절한 신경이완제(도파민 차단제) 사용, 낙상, 골절, 폐렴 및 기타 심각한 질환 — 도 입원의 직접적 원인들로 보고되고 있는데, 다양한 문제점들이 관련되어 있으며 대부분은 예방되거나 개선할 수 있는 문제였다. 약물, 용량, 용법 모두 입원한 파킨슨병 환자의 증상 개선에 중요한 요인이지만 병원 직원들이 이를 잘 알고 있는지도 확실치 않았다.

약물과 투약 관리에 대한 직원 교육이 부족하였고 파킨슨병에서 제1의 사망 원인이 흡인성 폐렴임에도 불구하고 폐렴 예방 및 조기 보행의 중요성을 지적하는 논문은 적었다. 그러므로 우리는 교육 프로그램, 권고 및 가이드라인이 필요하며 이러한 가이드라인이 생명을 구하고 의료 시스템의 비용을 절감하며 결과를 향상시킬 것이라는 결론을 내리게 되었다.

입원 환자의 관리

두 번째 논문에서는 전 세계 54개의 국립파킨슨재단 기관을 통해 병원에서의 파킨슨병 환자 관리에 대한 진료 실태와 의견을 살펴보았다.[105] 파킨슨병 환자의 입원에 관한 온라인 설문에 응한 각 기관 중 3곳은 세계 최고의 기관이었고, 43곳은 명망이 있는 곳이었다. 많은 기관들이 입원 환자가 받고 있는 파킨슨병 특화 진료의 질에 대해 심각한 우려를 표명하였는데, 그중에서도 가장 큰 문제는 환자의 외래 약물 복용 스케줄 준수 여부를 파악하는 것과 더불어 파킨슨병을 악화시킬 수 있는 약물에 대한 병원 직원의 이해도가 낮다는 점이었다.

놀랍게도, 소수의 몇몇 기관은 병원 내 별도의 방침을 가지고 환자가 입원한 경우 바로 파킨슨병 전문의에게 연락이 취해지고 있었다.

하지만 더 놀라운 점은, 일반적으로 입원 사실을 알리는 사람이 환자 본인 또는 가족이라는 것이었다. 3분의 1의 기관은 환자가 퇴원한 후 그 다음 일반 진료를 통해 입원 사실을 알았다고 했는데, 이 일반 진료는 퇴원 후 길게는 몇 개월 후 이루어진 것이었다. 대부분의 기관에서는 외래 진료 기록에 신속히 접근할 수 없었다. 정규 수술, 낙상, 골절, 감염 및 착란이 입원의 주된 원인으로 확인되었다.

환자가 입원했을 때 파킨슨병 전문의 또는 신경과 전문의가 개입되어야 한다. 병원 직원과 임상의에게 파킨슨병 관리, 합병증, 금기약물에 대한 교육을 실시하는 것이 매우 중요하다. 또한 불필요한 입원을 줄이기 위해 외래 환자에 대한 정보를 쉽게 접할 수 있어야 할 것이다.

입원의 위험 요인

마지막이자 가장 중요한 논문에서 우리는 국립파킨슨재단의 삶의 질 향상 연구에 따라 파킨슨병 환자의 입원(응급실 방문 또는 입원) 위험 요인을 확인하였다. 이 계획은 다트머스 의과대학(Dartmouth Medical School) 교수 제럴드 T. 오코너(Gerald T. O'Connor)가 설계한 것과 유사한 모델을 사용했다. 제럴드는 기발하고 유용한 아이디어를 가지고 있었는데, 모든 낭포성 섬유증 환자에 대해 1년에 한 번씩 한 페이지 분량의 자료를 수집하여 기관을 평가하고 최고의 진료를 찾고자 하였다. 대부분의 선도적 과학자들은 이를 시간과 에너지와 돈의 낭비로 보았지만 이 등록 방법이 결국 크나큰 결과를 가져왔으니, 전국의 낭포성 섬유증 기관 네트워크를 통해 확인된 문제점들을 기초로 낭포성 섬유증 환자의 평균 수명이 현재는 10년이나 연장된 것이다(약 28세에서 38세로).

국립파킨슨재단의 최고 경영자 조이스 오버도프(Joyce Oberdorf)는 오코너를 고용하여 우리 전문가들과 함께 파킨슨병에 맞는 프로그램을 설계하도록 하였다. 조이스는 하버드와 코넬 대학 출신의 젊고 천재적인 피터 슈밋(Peter Schmidt)을 또한 고용하였다. 피터는 투자은행에서의 성공 이후 사람들을 돕는 일을 하고자 하였다. 피터와 펜실베니아 대학의 앤디 사이더오프(Andy Siderowf), 토론토 마컴의 마크 구트만(Mark Guttman), 오레곤 대학의 존 너트(John Nutt)가 모여 회의적이었던 임상의-과학자들이 국립파킨슨재단의 삶의 질 향상 연구[77]를 조직하는 것을 돕게 되었다.

초기 자료에서 3060명의 환자를 관찰하였는데, 놀랍게도 이 중 첫해에 1016명(33퍼센트)이 입원을 하였다. 그중 49퍼센트는 그 다음 해에 재입원하였으며, 첫해에 입원하지 않은 환자들이 두 번째 해에 입원할 확률도 25퍼센트나 되었다.

현재는 로체스터 미네소타의 마요 클리닉(Mayo Clinic)에서 근무하는 젊은 호주인 안하 핫산(Anhar Hassan)이 연구 자료를 취합하였다. 우리의 관심을 불러일으킨 것은 파킨슨병 환자가 매우 높은 입원율(응급실 방문 또는 입원)을 보인다는 사실과 이 입원이 중증 질환, 더 많은 동반 질환(고혈압, 심장질환, 폐 질환 등) 및 의자에서 일어나 10미터 보행 후 다시 의자에 앉는 시간이 길어지는 경우와 관련되어 있다는 점이다. 입원 환자들의 삶의 질은 낮았고, 물론 보호자의 부담도 커졌다. 오코너의 낭포성 섬유증 연구에서와 마찬가지로 일부 기관이 다른 곳보다 나은 결과를 보이는 것으로 볼 때, 환자의 치료를 향상시키고 입원을 예방할 수 있는 방법이 있을 것으로 생각되었다.

파킨슨병에 사용하면 안 되는 약물

병원에 입원하든 퇴원하든 파킨슨병 환자가 피해야 할 약물을 이해하는 것이 중요하다. 나의 친한 친구이자 플로리다 포트 마이어스에서 신경과 과장으로 재직 중인 애드 스타인메츠(Ed Steinmetz)는 최근 나에게 미국의 퍼블릭 시티즌(Public Citizen) 뉴스레터에 발표된 약물 리스트를 알려 주었다. 이 리스트에는 파킨슨병 또는 파킨슨증의 확인되거나 확인되지 않은 증상들 및 관련된 모든 약물들이 나열되어 있었는데, 환자나 보호자가 이런 '약물 리스트'를 접하게 되면 거의 모든 약물이 파킨슨병에 나쁘거나 심한 경우 그 약물들이 파킨슨증을 일으킨다고 오해할 수 있다. 이러한 개념은 일반적으로 잘못된 것이다. 물론 의도는 좋지만 간단한 목록으로 요약하기에는 파킨슨병이 너무나도 복잡한 병이므로 대대적인 수정이 필요하다.

잘 알려진 바와 같이 도파민을 억제하는 약물은 파킨슨병을 악화시키고 도파민 대체요법(카비도파/레보도파, 시네메트, 도파민 효현제)은 증상을 완화시킨다. 파킨슨병 환자가 직면한 가장 큰 문제 중 하나는 정신증(환각, 환상, 피해망상과 같은 행동 변화)이다. 정신증을 유발할 가능성이 있는 도파민 대체요법과 정신증을 완화시키는 도파민 억제제를 어떻게 동시에 투여할 것인가? 약물의 효과가 서로 상쇄되는 것일까?

도파민 대체 약물의 효과를 상쇄시키지 않기 때문에 파킨슨병을 악화시키지 않는 도파민 억제제가 두 개 있는데, 하나는 쿠에타핀(쎄로켈)이고 또 다른 하나는 클로자핀(클로자릴)이다. 둘 중에 클로자핀이 더 강력하지만 매주 혈액 검사를 실시해야 한다. 신경이완제(예: 할돌)로 불리는 다른 도파민 억제제는 파킨슨병을 악화시킨다. 모든 파킨슨병 환자와 의사는 입원해 있든 퇴원했든 간에 정신증의 치료에 이 두 약물을 우선적으로 사용해야 한다는 것을 알고 있어야 할 것이다.

두통이나 위장관 운동 이상에 일반적으로 사용되는 약물이 도파민을 억제할 수도 있으며 그로 인해 파킨슨병이 악화되고 파킨슨증(파킨슨병과 유사한 증상)이 나타날 수 있다는 것을 환자들은 잘 모른다. 프로클로페라진(콤파진), 프로메타진(퍼너간), 메토클로프라마이드(레글란)가 이에 해당되는 약물이며 피해야 한다. 레저핀이나 테트라베나진과 같이 도파민을 고갈시키는 약물 또한 파킨슨병을 악화시킬 수 있으므로 피해야 한다. 대신에 파킨슨병을 악화시키지 않는 대체 약물, 즉 오심에는 온단세트론(조프란)을, 위장관 운동 이상에는 에리스로마이신 또는 돔페리돈을 사용한다. 미국에서 돔페리돈은 판매하지 않으나 특수 약국에 요청하면 조제가 가능하다.

항우울제, 항불안제, 안정제, 갑상선 호르몬 대체 약물, 항고혈압제는 대체적으로 안전하며 파킨슨병을 악화시키지 않는다. 이 약들이 약물 리스트, 특히 퍼블릭 시티즌이 작성한 목록에 일반적으로 포함되어 있는데 이는 잘못된 것으로, 간혹 파킨슨병을 악화시키는 반응이 나타날 수도 있겠으나 매우 드물게 나타난다. 더 큰 문제는 약물과 약물의 상호작용이다. 파킨슨병에서 가장 많이 나타나는 약물 상호작용은 모노아민산화효소-B 억제제(셀레길린, 라자질린, 아질렉트, 젤라파, 용해성 염산세레길린)를 메페리딘(데메롤)과 같은 진통제와 함께 복용하는 경우다.

또한 모노아민산화효소-A 억제제(예: 필린돈)는 항우울제와 같이 복용하면 안 된다. 항우울제와 병용하였을 때 드물지만 세로토닌 증후군(심박수 증가, 떨림, 발한, 동공 확장, 근 경련, 과다반사)이 나타날 수 있다. 모노아민산화효소-B 억제제는 대부분 항우울제와 병용해도 안전하지만 많은 약사들이 그 상호작용을 우려해 조제를 거부할 수 있다. 이러한 거부에 대해서는 담당 주치의가 이의를 제기해 주어야 한다.

파킨슨병과 파킨슨증에 최악인 약물에 대해 목록을 만드는 접근방법은 다시 생각할 필요가 있다. 파킨슨병이 복잡한 질환임을 고려하여 의사의 지도하에 사용하면 대부분의 약물은 파킨슨병과 파킨슨증에 안전하고 효과적으로 투여할 수 있다는 것이 더 정확한 접근법이다. 처방전 없이 살 수 있는 일반의약품 중 '파킨슨병에 사용하지 말 것[19]'이라고 표기되어 있는 약물들도 여기에 포함된다.

치료에서 각성 캠페인

국립파킨슨재단은 입원 정보와 파킨슨병에 좋지 않은 약물과 관련된 정보를 이용해 입원 환자들을 지원하는 노력을 하려고 하였다. 그러나 문제는 전 세계 모든 병원, 모든 직원들이 파킨슨병을 관리하는 데 있어서 해야 할 일과 하지 말아야 할 일을 숙지하고 있지 못하여 환자들이 그들에게 의지할 수 없다는 데 있었다. 그래서 우리가 준비한 것은 임신 마지막 주기의 산모가 병원에 들고 가기 위해 미리 싸는 가방처럼 입원에 필요한 모든 것을 넣은 키트였다.

우리는 약품 및 다음과 같은 몇 가지 중요한 물건을 넣을 수 있도록 충분한 크기의 키트를 준비했다:

1. 다음의 병원 방문 시 준비사항 등에 관한 병원의 계획
2. 파킨슨병 확인 팔찌
3. 의학적 경고 카드
4. 복용 중인 약물에 대한 기록 용지
5. 파킨슨병에 대한 자료 표(병원 직원에게 전달 후, 환자 차트에 부착)
6. '저는 파킨슨병 환자입니다' 병원 직원에게 상기시키기 위한 표지
7. 최고의 치료 서비스를 제공한 직원에게 줄 감사 카드

이 키트는 환자가 파킨슨병 치료제를 매번 제시간에 복용해야 하며 병원에서 흔히 사용하는 약물이 파킨슨병을 악화시킬 수 있다는 사실을 상기할 수 있도록 준비되었다.

입원 기간을 줄이고 당신의 질병을 개선시킬 수도 있는 비밀은 다음과 같다:

- 병원 내에서의 실수 예방이 생명을 살린다.
- 당신과 당신 가족은 '옹호자'의 역할을 맡아야 한다.
- 당신과 당신 가족이 만나게 될 병원의 직원과 의사들을 교육시켜야 한다.
- 파킨슨병 환자가 매번 제시간에 치료제를 복용해야 한다는 것을 계속 상기시켜야 한다.
- 파킨슨병의 증상이 수면 부족, 스트레스, 감염, 마취/수술로 악화될 수 있다는 것을 교육해야 한다.
- 파킨슨병 환자의 입원 확률이 높으므로 예상하지 못한 입원에 대비하라.

제8비밀 *입원에 대비하라.*

9

새로운 치료법에 대해 물어보라

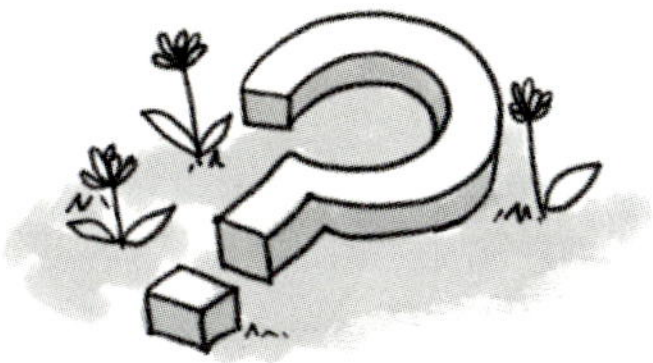

"의학에는 허구가 필요 없다."라고 포스터(Foster)가 말하였다.… "항상 사실이 당신의 모든 환상을 깨버릴 것이기 때문이다."

– 아서 코난 도일 경(Sir Arthur Conan Doyle)

진료실에서 환자가 제일 먼저 묻는 질문은 증상에 관한 것이지만 가장 마지막에 묻는 진심 어린 질문은 연구에 관한 것이다. "선생님, 연구가 어떻게 되어 가고 있습니까?"

파킨슨병에 대한 연구는 전 세계적으로 수천 명의 선도 연구자들을 중심으로 폭발적인 신장세에 있다. 모두들 흥미로운 이야기의 첫 실타래를 찾고 있는 것이다. 지난 20여 년간 파킨슨병에 대해 알게 된 사실이 1817년 첫 논문부터 도파민 대체요법 발견까지의 긴 기간 동안 알게 된 사실보다 더 많다. 이제 우리는 파킨슨병이 하나의 질환이 아니라는 것을 이해한다. 파킨슨증은 진전, 발 끌림, 작은 글씨와 같은 비슷한 임상 증상들이 모여 나타나는 증후군이고, 이 증상들은 진단과 치료를 위해 의사를 찾는 환자의 대부분에서 나타난다. 이 증후군은 복잡하며 원인 또한 여러 가지다.

연구의 방향을 정해야 할 때는 우선 여러 원인들을 이해하고 각각을 분리하여야 한다. 이를 위해 세포(기초 과학), 조직(병리학, 단백질과 그 변화 과정), 뇌 회로(생리학), DNA(유전자)에 일어나는 변화를 나누는 것이 중요하다. 이러한 각 분야에서의 변화 역시 파킨슨병의 신비를 풀기 위해 중요한 단서가 될 것이다.

무엇이 파킨슨병을 유발시키는지 이해하게 되면 치료의 목표와 방법을 찾을 수 있다. 치료 목표에는 세포 또는 세포 군, 유전자, 단백질, 단백질 축적과 관련된 기능 부전이나 신경 회로도 포함될 수 있다. 치료에 접근하는 각 방법은 파킨슨병과 증상을 일으키는 근본적인 문제를 직접 해결하는 방향이어야 할 것이다.

파킨슨병 환자가 흔히 가지고 있는 오해는 대증요법, 질병 조절 요법과 완치가 모두 같은 것이라고 생각하는 것이다. 각각의 접근 방법은 근본적으로 중요한 차이를 가지고 있어서 다르게 생각해야 한다. 대증요법은 나타난 증상을 해결하고자 하고(예: 도파민 대체요법 또는 진전, 강직, 서동을 치료하기 위한 뇌심부자극술), 질병 조절 요법은 파킨슨병의 진행을 늦추는 데 초점을 맞춘다. 반면에 완치는 병의 뿌리를 뽑는 것이다. 현재 대증요법으로는 다양한 약물, 수술, 행동요법이 있으나 질병 조절이나 완치에는 방법이 없어서[19] 우리에게 또 한 가지의 질문을 던져 준다. 무엇이 우리를 완치의 길로 인도할 것인가?

유전자 요법

1953년 제임스 왓슨(James Watson)과 프랜시스 크릭(Francis Crick)이 DNA의 이중 나선 구조를 발견한 이후 우리는 그 동안 먼 길을 걸어왔다. 유전자와 유전자 검사는 널리 사용되고 있으며 모든 파킨슨병 유전자를 확인하기 위한 경쟁이 시작되었다. 파킨슨병으로 진단된 환자의 5~10퍼센트에 확인 가능한 DNA 이상이 있을 것으로 알려져 있으며, 이러한 유전자 코드의 변화는 대부분 간단한 혈액 검사로 확인된다. 어떤 DNA가 비정상인지에 대해 아직까지는 밝혀내지 못했지만, 가까운 미래에 많은 DNA 돌연변이가 발견될 것이다. 유전자는 파킨슨병의 근본적인 원인에 대한 중요한 단서를 제공할 것이다.

예를 들어 알파시누클레인 단백질을 코딩하는 유전자의 돌연변이가 특정 형태의 파킨슨병을 일으키는데, 이 발견은 단순히 파킨슨병의 한 가지 유전적 형태라는 사실 이상으로 대단히 중요한 의미를 갖는 것이다. 그 동안 모든 파킨슨병 환자의 뇌에 이 단백질이 축적되어 있는 것이 일관되게 관찰되었기 때문에, 역으로 이 단백질을 찾아 하나의 유전 결함을 발견할 수 있다는 것도 매우 중요한 발견인 것이다. PARKIN, LRRK2, PINK1 같은 유전자들 역시 파킨슨병을 발현시키므로, 과학자들은 이 모든 유전자들을 이용하여 파킨슨병의 기전을 알아내는 한편 앞으로의 약물 목표로 활용하려 노력하고 있다.

인터넷 구글의 공동창업자 세르게이 브린(Sergey Brin)이 심오한 방법으로 파킨슨병의 유전자 세계를 바꾸어 놓았다. 여러분은 아마 이 젊은 컴퓨터 프로그래머가 도대체 어떻게 신경유전학계 전체와 한 세대의 환자들을 위한 유전자 검사를 바꿀 수 있었느냐고 물을 것이다. 그의 이야기는 지극히 개인적인 것에서 출발한다. 메릴랜드 대학을 방문한 후 브린은 어머니 유지니아(Eugenia)가 파킨슨병을 앓고 있음을 알게 된다. 이후 브린 자신도 유전자 검사를 받았는데, 혈액 검사 결과 유전자 코드 중 LRRK2라는 작은 돌연변이 — 현재 LRRK2는 가장 흔한 파킨슨병의 유전 형태임 — 가 발견되었다. 자신의 유전자 검사 후 브린은 유전자 코드가 컴퓨터 코드와 다르지 않다는 유명한 말을 했다고 한다. 결함이 생기면 고치면 된다는 것이다. 브린과 그의 부인은 23andMe라는 회사를 설립하고 사람들에게 대대적으로 파킨슨병 유전자 검사를 해 주었으나 유전자 상담은 실시하지 않았다. 일반적으로 유전자 상담은 훈련된 전문가가 환자와 가족들에게 유전적 돌연변이의 발견이 초래할 수 있는 결과를 설명해 주는 것이다. 후일 치명적인 질환으로 고통 받게 될 것을 미리 알게 된다면 우리는 지금 인생을 다르게 살 것인가?

23andMe 회사에서 유전자 상담을 실시하지 않는 것이 큰 논란이 되었다. 유전자 상담의 필요성에 대해서는 또 다른 신경계 질환인 헌팅턴병과 웩슬러(Wexler) 자매 이야기로 설명이 된다. 이 이야기는 자매의 아버지가 헌팅턴병을 진단 받으면서 시작된다. 그들은 우디 구스리(Woody Guthrie) 가족과 함께 연구 기금을 마련하기 위한 운동을 1960년대 말부터 시작하였고, 그 결과 유전병 재단을 설립할 수 있었다. 웩슬러 기금과 전 세계 여러 연구자의 노력 끝에 1984년 매사추세츠 종합병원 연구원인 제임스 구셀라(James Gusella)에 의해 헌팅턴병의 유전자가 확인되었다.

헌팅턴병의 경우 부모 중 한 명이 이 질환을 가지고 있으면 본인에게 질환이 생길 위험률은 50퍼센트, 즉 확률은 둘 중 하나이다. 이러한 통계는 상염색체성 우성 유전을 반영한다. 상염색체 우성 질환은 비정상 유전자 한 쪽의 복제만 물려받아도 질병이 나타난다. 웩슬러 자매는 위험에 노출되어 있고 유전자도 밝혀졌으므로, 유전자 검사를 받을지 여부를 결정해야 했다.

대부분의 사람들은 유전자 검사가 가능해지면 100퍼센트의 사람들이 검사를 받을 것이라고 생각한다. 실제로는 환자와 가족이 유전자 상담전문가와 마주 앉아 유전자 상태를 알게 되는 것의 의미를 알고 난 뒤에는 절반의 환자는 유전자 검사를 받지 않기로 결정한다. 그렇다면 이 자매는 어떻게 했을까? 캘리포니아 대학의 사학자가 된 앨리스(Alice)는 검사를 받았고 유전자 음성으로 나타났다. 헌팅턴병 연구자가 된 낸시(Nancy)는 아직도 검사를 받지 않았다. 역설적으로 그녀는 미국과 베네수엘라 마라카이보에서 연구팀의 일원으로서 헌팅턴병 유전자의 발견과 연구에 핵심 역할을 맡아오고 있으며, 지난 30년 중 많은 시간을 전 세계에서 헌팅턴병 환자 수가 가장 많은 마라카이보에서 보냈다.[106] 한번은 매사추세츠 종합 병원 신경과 과장이었던 앤 영(Anne Young)과 함께 낸시의 마라카이보 방문을 동반한 적이 있었는데, 개인적으로 참으로 스릴 넘치는 경험이었다.

파킨슨병 연구에서 '완치'에 다가가기 위한 방법으로 두 가지 방향이 제시되어 왔다. 구글의 접근 방법은 유전자의 수량과 데이터를 기반으로 한다. 브린과 그의 동료들은 충분량의 DNA와 파킨슨병 환자들에 대한 정보를 갖게 되면 문제점과 해결법이 자연히 나타날 것이라고 믿는다.

이러한 관점은 과학적 방법에 근거한 전통적인 파킨슨병 연구 방법과는 완전히 대조적이다. 과학적 방법에서는 주요 질문을 하고 시험 가능한 가설을 정립한다. 가설을 테스트하고 그 추세를 이어 새로운 질문들과 가설들을 만든다. 과학적 방법의 장점은 보다 직접적이고 한 가지 주제에 초점을 맞춘다는 것이다. 어떤 방법이 파킨슨병을 이길 수 있을지는 시간이 알려 줄 것이며 두 가지 모두 중요한 역할을 할 수도 있다.

더 많은 파킨슨병 환자와 가족이 유전자 선별 검사를 받으면서 기술적 향상이 이루어지고 있다. 그중 굉장히 흥미로운 것은 X Prize 재단에서 내건 10일 이내 100명의 인간 게놈을 배열하는 장비를 개발하는 팀에게 1000만 달러 Archin X 상금을 수여하는 것이다. 아직 이 상금을 가져간 팀은 없지만, 이제 완전한 게놈 배열이 가능해졌고 비용과 기술이 계속 정제되어 가고 있다. 재력이 있는 환자는 자신의 완벽한 유전자 코드 복사본을 돈으로 살 수 있는 것이다. 파킨슨병 유전자 검사를 받을 것인가에 대한 윤리적 논의와 함께, 이제는 당신의 DNA를 가지고 알려진 모든 질병에 대한 유전자 선별 검사를 받을 것인지 여부도 고심해 보아야 한다.

이 이야기에는 조금 복잡한 내용이 들어 있다. 어떤 유전자를 가지고 있다고 해서 질병이 꼭 나타나는 것은 아니라는 점이다. 1850년 그레고어 멘델(Gregor Mendel)이 콩을 교배하였을 때와 달리 현대 유전학 분야는 매우 복잡하다. 어떤 사람이 유전자는 가지고 있지만 질병이 나타나지 않는다는 이 놀라운 현상이 의미하는 바는, 유전자 결함을 지니고 있는 것이 100퍼센트의 유동적인 위험이 있다는 것은 아니라는 것이다. 미래의 유전학에서는 어떤 잠재적 환경 요인들이 DNA를 켜짐 또는 꺼짐이 되도록 만드는지에 대한 정보를 찾아야 한다. 캘리포니아 대학의 주디스 스턴(Judith Stern)은 "유전자는 총을 장전하고 환경이 방아쇠를 당긴다."라는 표현을 처음 사용했다. 지금 파킨슨병에서는, 여러분의 선천적 DNA를 켜짐 또는 꺼짐이 되도록 만드는 환경적 방아쇠들을 찾으려는 경쟁이 벌어지고 있다.

파킨슨병의 흔한 유전 형태인 LRRK2 돌연변이를 치료하고자 한다고 가정해 보자. 이 유전자는 다다린이라는 단백질을 코드화하고 있고, 다다린은 바스크어로 '진전'을 뜻하는데 실제로는 LRRK2를 가진 모든 파킨슨병 환자에게서 진전이 나타나는 것은 아니다. DNA에 LRRK2 돌연변이를 가진 사람은 파킨슨병뿐만 아니라 소화기계 질환인 크론병에 걸릴 위험도 높아진다. LRRK2 돌연변이는 세포의 기능을 저하시켜서 세포 괴사로 이어지므로, 완치를 위해서는 결국 세포 괴사를 막는 치료법을 개발해야 하는 것이다.

뇌에서의 LRRK2 관련 세포 괴사를 막는 몇 가지 방법이 제시되고 있는데, 직접적인 유전자 요법(건강한 LRRK2 세포의 주입), 약물 또는 영양 요소로 LRRK2 또는 그로부터 생성된 단백질을 공격하는 방법, 또는 LRRK2의 후속 효과를 표적으로 하여 뇌세포 괴사를 막는 방법 등이다. 연구자들은 LRRK2가 '기능의 상실' 유전자이므로 PARKIN 돌연변이와 같이 '기능의 추가' 유전자의 경우보다는 유전자 요법으로 교정하는 것이 용이할 것으로 생각하고 있다.

유전자는 총을 장전하고 환경이 방아쇠를 당긴다

파킨슨병을 일으킬 수 있는 살충제, 고엽제, 환경적 위험 요인이 연일 뉴스에 나온다. 환자와 가족들은 화학제품과 파킨슨병에 대한 걱정스러운 머리기사를 접할 테지만 사실 대부분은 노출될 가능성이 없는 화학 물질이다.

써니베일 파킨슨병 기관의 의사인 사무엘 골드만(Samuel Goldman)과 칼리 태너(Carly Tanner)는 제2차 세계 대전 참전용사 집단 중에서 쌍둥이들(절반은 일란성 쌍둥이)을 연구했다. 쌍둥이들을 대상으로 한 것은 파킨슨병의 유전적 효과를 제한하기 위해서였고, 대상 쌍둥이들은 그중 한 명이 파킨슨병이어야 했다. 우선 그들의 직업과 취미에 대해 매우 주의 깊게 기록하였으며, 배우자와 형제들의 진술에 도움을 받아 환자의 과거력에 대해 조사했다. 산업위생사는 훈련된 전문가로서 직장 내에서 위험 인자에 노출되었는지를 독립적으로 결정할 수 있으며, 이들이 환자들의 위험인자에 대한 노출 여부를 결정하도록 하였다. 위생사와 연구자는 6가지 용매를 검사하였는데, 그 결과 삼염화에틸렌이 남성의 파킨슨병 발병 위험을 6.1배 높이는 것으로 관찰되었다. 또한, 삼염화에틸렌 또는 테트라클로로에틸렌에 노출된 남성은 파킨슨병 발병 위험이 8.9배 높아진 것으로 나타났다.

흥미롭게도 파킨슨병과 연관되는 것으로 여겨진 n-헥산, 자일렌, 톨루엔이 이 집단 환자들에게서 유해함이 관찰되지 않았다. 환경적 노출과 관련된 연구는 매우 조심스럽게 해석되어야 하며, 이렇게 집단을 대상으로 한 연구에서는 오류가 발생할 수 있으므로 환자와 가족들은 여러 연구들에서 공통으로 나타나는 점을 찾아야 할 것이다.[107–109]

삼염화에틸렌에 관한 중요한 의문은 어떤 직업이 여기에 노출되느냐 일 것이다. 다음이 삼염화에틸렌을 방출하는 물품들의 목록이다:

- 기름 제거제
- 타자기 용액
- 페인트 및 페인트 제거제
- 카펫 세정제 및 얼룩 제거제
- 접착제
- 컴퓨터 부품 세척제
- 디카페인 커피
- 드라이클리닝
- 직물 플랜트
- 수술실에서의 마취제

다음은 삼염화에틸렌 노출 관련 고위험 직업군이다:

- 전기기사
- 드라이클리닝 업자
- 산업 기계 조작 및 수리 업자
- 의료계 종사자

삼염화에틸렌의 급성 노출과 만성 노출에는 큰 차이가 있다. 급성, 고용량 노출은 중추신경계를 억제하여 호흡 곤란, 심장 부정맥, 혼수상태 또는 다른 문제를 일으킬 수 있고 끔찍한 피부 자극을 나타낼 수도 있다. 우리가 삼염화에틸렌 노출과 파킨슨병을 이야기할 때는 만성의 장기간 노출을 이야기하는 것이다. 만성 노출은 불안정함, 어지러움, 두통, 기억력 감퇴, 기타 여러 증상과 관련된다. 사무엘 골드만의 연구에서는 만성 삼염화에틸렌 노출 후유증으로서 파킨슨병 발병 위험을 추가하도록 제안하고 있다.

파킨슨병을 일으키는 위험 요소에는 삼염화에틸렌뿐만 아니라 여러 가지 다른 환경 물질들에 대한 노출도 포함된다. 듀크 대학의 데이나 핸콕(Dana Hancock)과 그녀의 동료들은 최근 살충제와 제초제, 특히 유기 염소 및 유기 인산 화합물이 가족력이 없음에도 파킨슨병 발병 위험을 높인다고 발표하였고, 따라서 살충제와 환경 위험 요인이 파킨슨병에서 중요한 원인으로 떠오르고 있다.[110, 111] 환자, 가족과 의료진은 이들 화학 물질을 알고 있어야 하고 그에 대한 노출의 위험 정도를 평가해야 한다. [19]

유전자와 환경과의 상호작용에 대한 연구가 가장 중요한 분야 중 하나로 대두되고 있는데, 일부 연구자들은 이를 후성학이라고 부른다. 유전자를 가지고 있다고 해서 그 병이 나타나는 것은 아니고, 이와 유사하게 환경 물질에 노출되었다고 해서 파킨슨병이 나타나는 것은 아니다. 대부분의 과학자는 '이중 가격 가설'을 이야기하는데, 다시 말해 파킨슨병을 일으키기 위해 하나 이상의 사건이 일어난다는 것이다. 유전자는 총을 장전하고 환경적 혹은 알려지지 않은 요인이 방아쇠를 당기는 것이 사실이다.

다기능 줄기세포 요법

최근의 획기적인 발견은 피부 세포를 조작하여 다기능 줄기세포로 만든 것이다. 다기능이 의미하는 것은 체내의 다른 여러 세포 형으로 분화가 가능하다는 것이다. 과학자들이 어떻게 이같이 놀라운 업적을 이룰 수 있었을까? 그들은 실험실에서 환자 개인의 유전자 지도를 코딩하고 있는 여러 전사 인자들의 발현을 유도하였고, 이 전사 인자들을 유도하여 유도 만능줄기세포 또는 다기능 줄기세포를 만들어 낸 것이다.

초기 실험에서는 Oct4, Sox2, Klf4, Myc 물질을 혼합하여 섬유아세포(피부 세포)를 안정되고 재생 가능한 세포로 유도하였다. 이 세포는 놀랍게도 배아줄기세포와 유사했고, 이는 피부 세포를 이용한 것이므로 인간 배아를 사용하는 것에 대한 줄기세포의 윤리적 문제를 해결해 주었다.

피부 세포 외의 다른 세포 형으로도 줄기세포를 만들 수 있다. 핵이식, 세포융합, 체외 세포 배양, 형질도입 등의 새로운 기술들이 체내 여러 조직을 이용해 줄기세포를 만드는 것을 가능케 하였다. 줄기세포가 만들어지는 정확한 분자 수준의 기전은 알 수 없지만 여러 체세포를 줄기세포로 유도하고 이를 다시 여러 가지 필요한 세포로 분화시킬 수 있다는 것은 중요한 발견이다.

다기능 줄기세포는 전 세계 모든 파킨슨병 환자와 가족에게 완치의 희망을 안겨 주었다. 이러한 기술을 이용하여 맞춤 세포를 만들고 신경계 치료법으로 사용할 수 있을까? 최근 실험용 쥐와 영장류를 연구한 결과 이들 세포는 제조와 이식이 가능하고 이후 생존하여 파킨슨병의 증상에 도움을 주는 결과를 보였다. 그렇다면 우리는 왜 줄기세포를 사용한 완치에 아직 미치지 못하는 것인가?

다기능 줄기세포를 임상에 사용하기 위해 넘어야 할 난관이 있다. 미래에 종양으로 변할 수 있는 미분화세포가 전혀 없어야 하며 순수한 다기능 줄기세포로 이루어져야 한다. 또한 다기능 줄기세포를 환자에게 정확하게 전달하고 복잡한 파킨슨 회로망에 적절히 접목시킬 기술이 가장 어려울 것이다. 뇌 기저핵의 운동 및 비운동 회로가 매우 정교하고 복합적이어서 한두 곳에 이식하는 것으로는 완치가 어렵다.

하지만 다기능 세포들이 파킨슨병 연구에 직접적이고 즉시 적용할 수 있는 경우가 몇 가지 있다. 약물 검사와 질환 모형에 적용하는 것이 그 두 분야로, 다기능 세포로 약물 검사 처리량을 높여 파킨슨병 증상 치료에 사용할 수 있는 물질을 찾아내는 데 사용할 수 있는 것이다.

표적 바이러스 요법

파킨슨병 환자들은 흔히 "유전자 요법이 무엇인가요?" 하고 물어온다. 유전자 요법은 파킨슨병 환자의 세포와 조직에 유전자 정보를 넣는 것으로, 가장 순수한 형태로 손상된 게놈을 새로운 유전자로 대체하는 것이다. 유전자 요법이 발전되어 온 과정에서 가장 흥미로운 점은 바이러스를 운반체로 이용해 유전자 정보를 뇌로 보내는 것이며, 이를 위해 바이러스를 비활성화시켜 안전하게 사용할 수 있고 유전자 물질이나 신경영양물질을 부착시킬 수 있다. 신경영양물질은 뇌세포의 생존, 발달, 적절한 기능을 유도하는 단백질이다.

유전자 요법 또는 신경영양물질에 대한 세 개의 주요 임상시험이 파킨슨 환자를 대상으로 실시되었다. 첫 번째 임상시험은 Avigen이라는 회사에서 후원한 뇌 아미노산 탈탄산효소를 전달시키는 시험으로, 이 효소는 레보도파(시네메트 또는 마도파)와 같은 도파민 대체 약물의 효과를 향상시킨다. 시험의 애초 목적은 운동 증상의 개선, 약물 용량의 감소, 이상반응의 감소였으나 기대한 정도에 못 미치고 약간의 개선만이 관찰되었다. 하지만 안전하다는 것만은 입증되었다.[112]

두 번째 주요 임상시험에서는 뇌의 도파민 세포를 회복시키고 복구하는 단백질인 뉴투린을 전달하도록 하는 것이었는데,[113] Ceregene 사가 뉴투린을 제공했다. 뉴투린은 최근 Amgen 사가 후원한 파킨슨병 임상연구에서 실망스러운 결과를 보인 신경영양인자 유래의 신경교세포와 같은 계열의 단백질로서, 신경교세포 시험과 마찬가지로 뉴투린 시험에서도 부정적인 결과가 나타났지만 연구자들은 뉴투린을 최적의 부위에 주입하지 않은 것으로 생각하여 현재 임상시험을 다시 실시하고 있다.

마지막 유전자 임상시험은 글루타민산 탈탄산효소에 대한 연구로 Neurologix 사가 후원하였다. 마이클 카플릿(Michael Kaplitt), 맷 듀링(Matt During)과 코넬 대학 동료들은 2007년 '파킨슨병에서 아데노 관련 바이러스를 이용한 글루타민산 탈탄산효소 유전자 요법의 안전성 및 내약성: 공개형, 제 1상 임상시험'을 발표했다.

시상하핵은 글루타메이트라는 물질을 또 다른 뇌 구조인 담창구로 분출하는 뇌 내 구조이다. 많이 시도된 치료 방향은 이 시상하핵 부위에서의 글루타메이트 분출을 조절하고자 하는 것이었고, 그중 하나는 뇌에 납을 넣은 뒤 전기를 주입해 시상하핵에서 발산하는 패턴을 조절하는 것이다(뇌심부자극술). 카플릿과 그의 동료들은 유전자 요법을 이용한 새로운 혁신적 방법으로 시상하핵을 화학적 흥분 핵에서 화학적 억제 핵으로 변화시키고자 하였다.

그들은 매우 좋은 아이디어를 제시하고 진행시켰다. '아데노 관련 바이러스를 이용하여 글루타민산 탈탄산효소 유전자를 파킨슨병 환자의 시상하핵에 넣어' 안전성, 내약성, 예비 유효성을 평가하였다. 단 11명의 환자로 연구하였고, 뇌심부자극술을 받는 환자와 유사한 조건 — 70세 이하, 파킨슨 증상의 정도에 따라 약물을 복용하였고 최소한의 인지 장애를 보이는 — 의 환자들이었다. 가장 중요한 결과는 유전자 요법으로 인한 이상반응이 없었다는 것이며, 환자의 운동 점수가 유의하게 개선되었으나 연구 분야를 뒤흔들 만큼 크게 개선된 것은 아니었다.

운동 점수 변화의 정도는 뇌심부자극술 이후와 유사하였으나 장기간의 추적검사가 필요할 것이다. 뇌심부자극술이 비슷한 환자군에게 매우 효과적이었으므로, 전문가들은 유전자 요법이 '높은 기준'을 통과해야 할 것으로 보고 있다. 예비 분석 결과, 비운동성 또는 레보도파 저항 증상(우울증, 수면, 보행, 균형, 의사소통 등)에 대한 효과보다 운동 기능에 주로 효과 — 뇌심부자극술과 유사하게 — 를 보였다. 핵의 흥분 작용을 억제 작용으로 바꾸면 학습 능력에 어떤 영향을 미칠지는 아무도 알 수 없으며, 매우 면밀히 추적 조사해야 할 부분이다.[114–116]

카플릿 연구 결과에서 중요한 점은 유전자 요법이 파킨슨병 환자에 성공적으로 사용되었다는 것이고, 이 성공이 앞으로 유전자 요법 및 병용 요법(유전자와 줄기세포, 유전자와 약물, 유전자와 뇌심부자극술)의 앞날을 위한 초석이 될 수 있다는 것이다.

유전자 및 영양 인자 바이러스 요법에 대한 세 편의 논문은 파킨슨병의 장애 증상에 대한 지혜로운 접근 방법이었다. 그러나 완치를 위해 어떻게 유전자 요법을 사용해야 하는가? 결국 우리는 이 치료법에 적합한 환자와 치료 목표에 대해 보다 잘 이해해야 할 것이다. 파킨슨병의 진행을 막을 수 있는 표적이 필요하며, 유전자 및/또는 영양 인자를 충분한 효과를 나타낼 만큼 환자에게 전달할 수 있어야 한다.

짧은 간섭 RNA 요법

짧은 간섭 RNA는 특정 유전자의 발현을 간섭하거나 촉진시키는 이중가닥 RNA 분자이다. 간섭 기술을 사용하여 특정 유전자의 기능을 결정할 수 있으며 약물 요법의 목표로도 사용할 수 있다. 사람의 유전자 코드는 아데닌, 구아닌, 시토신, 타이민의 4개의 핵산으로 구성되어 있고, 이 4개의 핵산은 적절하게 배열되어 RNA 내로 전사되며, RNA에서 전사된 정보가 읽혀 인체의 단백질이 만들어진다. 짧은 간섭 RNA 기술은 이중가닥 RNA를 이용하여 DNA의 발현을 수정하고자 하는 설계인 것이다.

짧은 간섭 RNA 기술은 데이빗 바울콤(David Baulcombe)의 런던 실험실에서 처음 묘사되었는데 그때는 식물의 유전자를 접합하는 데 사용되었다. 바울콤은 이 기술이 얼마나 중요해질 것인지 몰랐으며, 훗날 토마스 투슐(Thomas Tuschl)이 이 기술을 포유류에 적용한 논문에 발표함으로써 단 한 편의 논문으로 그 분야에 새로운 치료 도구를 출현시키게 되었다. 오늘날에는 이 기술이 다른 여러 질환에 적용될 수 있을 것이라는 큰 희망이 퍼져 있고, 최근에는 짧은 간섭 RNA를 이용해 황반변성, 에볼라 바이러스 등을 치료하기 위한 시도가 이루어지고 있다. 하지만 아직까지는 인간에 적용하기에는 완전치 않으며 짧은 간섭 RNA를 주입하여 나타날 수 있는 면역 반응(우리 몸이 자기 자신을 공격하는 것과 같은) 같은 문제가 제기되고 있다.

흥미롭게도, 황반변성에서는 짧은 간섭 RNA가 혈관 성장(혈관신생이라고도 함)에 중요한 유전자가 비활성화 되도록 고안되었다. 연구자들은 짧은 간섭 RNA의 효과가 유전자를 직접 억제하는 것이 아니며 인체 면역 반응에 의한 것임을 알게 되었다. 따라서 앞으로 실시하는 임상시험은 이러한 요인을 고려해야 할 것이다.

에볼라와 관련해서는 예비 연구 결과가 더욱 인상적이고 더 많은 가능성을 내비치고 있다. 보스턴 대학 연구자들에 따르면 이 치명적인 바이러스의 첫 번째 치료제가 될 수 있는 짧은 간섭 RNA 기술을 발견하였다고 한다. 영장류를 이용한 초기 시험 결과는 매우 희망적이었으며 다음 에볼라 발생 시 짧은 간섭 RNA가 어떻게 작용하는지 관찰하는 것 또한 흥미로울 것이다.[117–119]

그러나 파킨슨병 치료에 사용하기 위해 짧은 간섭 RNA를 전환하는 것은 쉽지 않았다. 파킨슨병에서 알파시누클레인을 과잉 발현시키는 유전자를 짧은 간섭 RNA의 표적으로 했지만 예상했던 긍정적인 결과는 볼 수 없었다. 짧은 간섭 RNA에 있어서 유전자 요법 전달의 최선의 방법, 어떤 표적을 목표로 해야 할지, 표적 외 부위에서의 예상치 못한 이상반응 등이 연구자들을 곤혹스럽게 만들었다. 연구자들이 더 나은 짧은 간섭 RNA 요법의 세부적인 방법을 찾게 된다면 이는 매우 강력한 대증요법이 될 수 있을 것이고, 파킨슨병에서 보이는 일부 유전자 형태의 경우에는 완치가 가능할지도 모른다.

광학유전자 요법

우리 시대의 가장 유명한 과학자 중 한 사람인 프랜시스 크릭이 동료인 제임스 왓슨과 함께 1953년에 논문을 발표하여 사람 DNA의 특징인 이중나선 구조를 설명했다. 1970년대에 크릭은 빛으로 인간의 세포를 조절하는 등 미래에 개발되기를 바라는 목록을 게재했다. 그동안 빛을 이용한 과학과 광선요법은 '미친 생각이고 말도 안 되는 것'으로 여겨졌다. 하지만 21세기 초에 들어 이러한 관점이 완전히 바뀌었다. 뛰어난 과학자들 덕분에 광학유전학이라는 새로운 분야가 탄생되었고, 최근에는 파킨슨병 및 과학 전반에 걸쳐 매우 중요한 분야로 발전하기에 이르렀다.

광학유전학이란 무엇인가? '광학'은 빛을 뇌에 전달해 채널 또는 효소를 활성화시켜 결국 뇌세포의 활성화를 변화시키는 것이다. 이 기술은 특이적이며 뇌세포의 활성화 패턴을 추가하거나 삭제할 수 있고 0.001초 단위로 조절할 수도 있다. 또한 광섬유를 두개골이나 뇌 안쪽에 넣을 수도 있다.

광학유전학에서 유전학 부분은 간단한 바이러스 운반자를 이용하여 유전자를 뇌에 전달하는 것이다. 유전자 전달자로 가장 중요한 것은 빛으로 활성화되는 옵신이며, 옵신 중에서도 이 기술에 사용되는 가장 중요한 것은 ChR-2이다. 옵신은 해조류에서부터 유래하였는데, 삽입된 유전자 변형 물질(옵신)에 빛을 비춤으로써 뇌 내 대화(세포의 활성화)를 살펴볼 수 있으며 기존의 동물 유전자 조작을 뛰어넘어 이제 이 기술로 더욱 특이적인 실험이 가능해진 것이다.

스탠포드 대학의 알렉사이 크라비츠(Alexxai Kravitz)와 그의 동료들은 광학유전학 분야의 선구자로, 파킨슨병에 관한 중요한 논문을 발표하였다.[120] 이들은 동물 모델에서 광학유전학이 파킨슨증을 악화시키거나 개선시킬 수 있다는 것을 입증했다. 그들은 파킨슨병의 기원으로 추정되는 기저핵의 이미 알려진 직접 및 간접 채널을 조작하는 간단한 실험을 실시하였으며, 다음이 그들의 보고서 일부다:

"마우스에 바이러스의 ChR-2를 발현함으로써, 광학유전학적으로 중간의 가시 투사 뉴런의 직접 및 간접 채널 세포 조절을 하였다. 중간의 가시 투사 뉴런의 간접-경로를 흥분시키면 경직과 서동증이 심해지고 운동 개시가 감소하는 등 파킨슨병과 같은 상태를 만들어 낸다. 중간의 가시 투사 뉴런의 직접-경로를 활성화시키면 경직이 감소되고 운동이 증가한다."

위 논문이 「네이쳐(Nature)」 지에 게재되기 한 달 전에는 웨이크 포레스트 대학의 바스(Bass)와 동료들이 도파민 분비를 조절하는 광학유전학적 접근법을 발표하였고,[121] 이 논문들 이후 다수의 파킨슨병 관련 연구가 실시되고 있다.

빛과 유전자를 함께 이용하여 뇌 회로를 활성화시키는 것이 공상과학이 아닌 현실로 이루어졌다. 앞으로 10년간 이 기술은 더욱 발전하여 파킨슨병을 일으키는 과정의 중요한 단서를 풀게 될 잠재력을 가지고 있다. 광학유전학은 새로운 치료법의 시대를 열 수도 있다. 광학유전학이 흔히 나타나는 신경퇴행성 질환의 앞날에 빛을 비추었지만 단독으로나 줄기세포 및 다른 치료법과 병용하였을 때 완치가 가능할 것인지는 아직 알 수 없다. 가까운 미래에 파킨슨병 환자 뇌의 특정 세포에 ChR-2를 주입하는 것을 관찰하게 될 것으로 보이며, 이는 매우 효과적인 대증요법이 될 것이다. 광학유전학의 창시자인 칼 디서로스(Karl Deisseroth)는 노벨상을 받을 것이다.

단백질과 단백질분해경로 표적 요법

파킨슨병을 일으키는 경로를 통틀어 신경퇴행성 단계로 부르기도 한다. 간단히 말하면 뇌는 일상 기능을 수행하기 위해 단백질을 처리해야 한다. 퇴행 단계에서 단백질에 유비퀴틴이라는 물질이 부착되어 프로테오솜이라는 뇌의 쓰레기 압축기로 이동되는데, 이 과정에서 단백질이 잘못 접혀 응집하거나 쌓일 수 있다. 일부 연구자들은 이 신경퇴행 단계를 표적으로 삼아 잘못 접히거나 응집이 생기기 전에 작용하는 치료법을 찾을 수 있을 것이라 생각하고 있다. 현재 이러한 방법으로 몇 가지 물질과 유전자 요법이 연구되고 있다.

약물 스크리닝의 자동 고속화

파킨슨병을 둘러싼 세포와 유전자에 대한 이해가 늘어남에 따라 높은 처리량을 보이는 약물 스크리닝 처리가 현실화되었다. 이 기술이 작동하는 방식은 의외로 간단한데, 우선 특정 세포, 단백질, 유전자 또는 관심 물질을 정한 후 미세적정 판을 사용한다. 판에는 수천 개의 움푹 패인 홈이 있는데 이 홈에 연구자가 선택한 물질을 넣을 수 있고, 로봇이 여러 잠재 약물이나 치료제를 각각의 홈에 적용한다. 이 방법을 적용한 많은 약물이 이미 다른 질병의 치료 목적으로 FDA 승인을 받아 환자에게 사용 가능해졌으며, 연구자는 각각의 홈을 살펴보아 '적중'하였거나 예상했던 반응이 나타났는지를 찾는다. 현대의 자동화 시스템을 이용한 높은 스크리닝 처리량 덕택에 더 빠르고 효과적으로 파킨슨병 치료제를 찾을 수 있을 것이다.

하지만 이 방법에도 몇 가지 문제들이 있다. 우선, 선택한 물질이 적중하였다고 해서 파킨슨병 환자에게 안전하고 효과적인 치료법을 제공하는 것이 보장되는 것은 아니다. 둘째로, 각각의 파킨슨병 약물을 임상시험으로 평가하기 위해서는 수천 명의 환자와 수천만 달러가 필요하다. 마지막으로, 적중한 약물이 특정 형태 또는 특정 유전형의 파킨슨병에만 작용하여 파킨슨 증상을 가진 모든 환자에 사용하지 못할 수도 있다. 이러한 높은 스크리닝 처리량으로써 치료 잠재력이 높은 파킨슨병 약물을 빨리 시장에 내놓을 수 있게 하기 위해서는 더 효율적인 파이프라인 시스템을 찾는 것이 필요할 것이다.

파킨슨병의 뇌세포 보호에 관한 임상연구

파킨슨병의 뇌세포 보호 임상연구는 파킨슨병의 치료에 가능성 있는 치료법들을 시험하기 위해 컨소시엄 형태로 수년 전에 국립보건원이 도입한 개념이다. 나의 동료이자 친구인 라몬 로드리게스(Ramon Rodriguez)가 플로리다 대학에서 이를 이끌어 가고 있는데, 파킨슨병의 진행을 늦추기 위한 약물들을 평가하도록 디자인되었다. 현재까지 컨소시엄은 코엔자임 큐-10, GPi-1485, 미노싸이클린, 크레아티닌을 테스트해 왔고, 이 네 개 물질들이 파킨슨병에 대해 긍정적 효과가 있는지를 평가한 많은 연구 자료들이 구축되었다.

이 중 현재 질병 조정 효과를 보일 가능성이 있는 것으로는 크레아티닌만 남아 있는데, 그 크레아티닌 연구도 아직 진행 중이고 결론에 이르지는 못했다. 이 접근법이 주로 비판을 받아온 부분은 일부 전문가들이 모여 시험할 약물들을 합의에 의해 선택했다는 점으로, 물론 그들은 잠재적인 위험, 이점, 과학적 자료 등을 토대로 선택했지만 결국 현실과 거리가 먼 일부 전문가들의 의견일 뿐이었다는 것이다. 이 방법에 소요된 비용은 수천만 달러에 달하는 반면 투자금의 회수는 적었다. 우리는 파킨슨병 파이프라인 약물 개발 과정을 개선하여, 약물이 파킨슨병의 뇌세포 보호 임상연구 또는 제약회사가 후원하는 임상시험 단계에까지 도달하였을 때에는 이후의 성공 확률이 높아지도록 해야 할 것이다.

파킨슨병 백신

새로운 파킨슨병 치료제가 환자를 대상으로 한 시험에 들어갔다. 호주 회사인 AFFiRiS A.G가 파킨슨병의 진행을 중지시키도록 고안된 백신에 대하여 2년간의 임상시험에 착수한 것이다.

파킨슨병은 알파시누클레인이라는 뇌 단백질의 침착에 의한 신경퇴행 질환이다. 파킨슨병이 진행되면서 이 단백질이 뭉쳐지고 뇌 전체로 퍼져 나가는데, 전문가들은 파킨슨병으로 인한 손상은 뇌가 이 단백질을 처리하고 분해하지 못하기 때문이라고 생각한다.

파킨슨병 백신의 원리는 간단하다. 4회의 알파시누클레인 주사를 통해 환자들에서 알파시누클레인에 대한 면역계의 반응을 자극하여 항체를 생성하고, 이 항체가 나쁜 뇌 단백질을 공격하여 결국 분해하는 것이다. PD01A 프로젝트로 명명된 이 연구는 32명의 파킨슨병 환자를 대상으로 2년간 안전성과 내약성을 시험하게 되며, 파킨슨병 진행의 변경이라는 목적을 가지고 현재 비엔나에서 진행 중이다.

이 단백질의 제거로 임상적으로 의미 있는 결과가 나타나고 파킨슨병의 경과에 변화를 줄 것이라고 모든 전문가들이 동의하는 것은 아니라는 점을 염두에 둘 필요가 있다. 또한 과거에 알츠하이머병 환자의 아밀로이드 단백질을 제거하고자 하는 널리 알려진 시도가 있었으나 몇몇 환자에서 중증 뇌수막염이 나타나는 심각한 안전성의 문제가 발생하여 AN1792라는 백신 연구가 중지된 적이 있다는 것도 알아야 한다.

파킨슨병 백신에 대해 환자가 알아두어야 할 점은 아직 연구 초기 단계에 있다는 것, 그러나 새로운 개념이며 희망적이라는 것이다. 안전성, 내약성, 임상적 유효성이 입증되어야 다음 단계의 임상시험에 들어갈 수 있다. 파킨슨 관련 뇌 단백질을 분해하는 것이 병의 경과 변화로 이어지기만을 바랄 뿐이다. 알츠하이머병, 당뇨병, 동맥경화증과 같은 질환에도 유사한 방법이 시도되고 있다.

새로운 약물 또는 치료법이 당신이 다니는 병원 내에 있을 수도 있다

파킨슨병의 장애 증상들을 개선하기 위한 여러 희망적 방법들이 시도되고 있고, 근래에 흥미로운 새 치료법들이 소개된 후 짧은 시간 내에 개선되고 있다. 이 시대의 과학자, 임상의들의 창의성과 다양한 자원으로 인해 앞으로도 계속 새로운 치료법들이 발굴될 것이다. 당신이 새 치료법에 대한 임상시험의 대상 환자 기준에 적합할 수도 있다. 담당 의사를 만날 때마다 새롭고 흥미롭고 희망적인 소식이 있는지 물어 보라. 임상시험에 참여할 것인지, 그리하여 이 병과 맞서 싸울 새롭고 창의적인 방법들을 향한 움직임을 촉진시키는 데 동참할 것인지에 대해 고려해 보라.

제9비밀 *새로운 치료법에 대해 물어보라.*

10

행복하고 의미 있는 삶을 위한 희망의 불을 붙여라

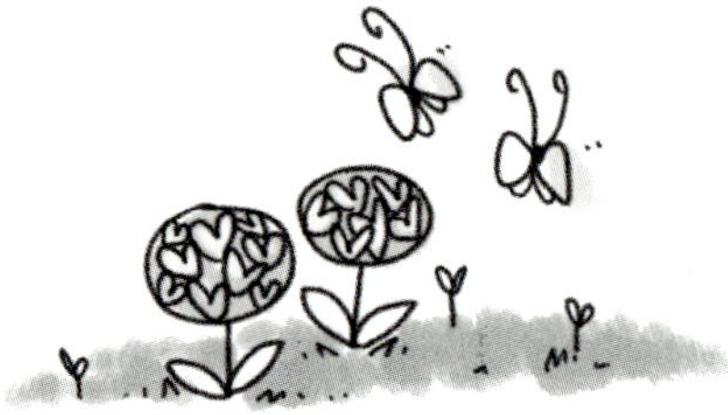

수천 명의 파킨슨병 환자들과 함께 할 수 있었던 것은 나에게는 크나큰 영광이었다. 환자들과의 만남을 통해 내가 가야 할 길은 점점 명확해졌고, 그들의 문제는 곧 나의 문제가 되었다. 내 임무는 환자들의 걱정과 근심을 덜어 주어, 그들이 충만하고 의미 있는 삶을 살 기회를 가질 수 있게 하는 것이라는 것을 나는 잘 알고 있다.

파킨슨병 환자의 여정은 희망에 의해 앞으로 전진하며, 환자를 행복으로 이끄는 것 또한 결국 그 희망이라는 것을 깨닫게 되었다. 힘든 여정 속에서도 그들이 누구인지 지속적으로 정의해 주는 것 또한 그 희망이다. 일반 대중들은 파킨슨병을 루게릭병 또는 알츠하이머병과 혼동할 수 있으나 이들과는 매우 다른 질병이며 평균적으로 더 오래 건강한 삶을 살 수 있다는 것을 상기시켜 주어야 한다. 다음은 희망에 불을 붙여 행복으로 가는 중요한 힌트들이다:

- 질병이 자신을 규정하게 하지 않는다.
- 핵심이 되는 가치를 가지고 굳건히 지켜 낸다.
- 가족과 친구를 포용한다.
- 어떻게 되고 싶은지 비전을 꿈꾸고 그 비전처럼 산다.
- 파킨슨병 및 다른 만성 질환 환자와 그들의 가족과 여정을 함께 한다.
- 약물, 복용 시간, 이상반응을 숙지한다.
- 매일 운동하며 예상치 못한 입원에 대비한다.
- 환자와 공감하는 의사를 선택한다.
- 여러 분야가 포함된 파킨슨병 전문팀을 1년에 한 번 이상 방문한다(물리치료사, 직업 치료사, 심리학자, 정신과 의사, 언어/연하 치료사, 사회복지사).
- 뇌 전기 요법으로 증상이 좋아질 수 있다는 것을 알고 있도록 한다.
- 새로운 약물, 수술 및 행동요법에 대해 자주 물어 보라.
- 대증요법을 극대화하고 완치법을 찾기 위해 에너지를 낭비하지 않는다.
- 돈을 목적으로 당신의 희망을 앗아가려는 사람들이 있다는 것을 잊지 않는다(글루타티온 요법, 킬레이트화, 줄기세포 치료를 위한 비용, 기적 같은 완치).

당신의 종교나 정치적 성향과 상관없이, 희망이 파킨슨병과 맞서 싸우기 위한 가장 강력한 무기이다.

용어 해설

- **마도파** - 유럽과 타 지역의 도파민 대체요법.
- **시네메트** - 미국 등의 도파민 대체요법.
- **뇌심부자극술** -전기자극 기계장치를 이용하여 병을 치료하는 현대 과학기술과 의학이 접목된 첨단의 치료법이다. 뇌 깊숙한 곳의 구조들에서 오는 이상을 적절한 위치에 미세한 전기 자극을 주는 장치를 삽입하여 운동회로를 조절함으로써 증상을 치료하는 방법이다. 미국의 FDA는 1997년에 뇌심부자극술을 수전증의 치료법으로 승인하였고 이어 2002년 파킨슨병, 2003년에는 긴근장이상증의 치료법으로도 승인하였다.
- **도파민 효현제** - 도파민 대체요법(시네메트 또는 마도파)과 달리, 도파민 효현제는 뇌의 도파민 수용체를 자극한다. 도파민 효현제로는 프라미펙솔(미라펙스), 로피네롤(레큅), 카베르골린이 있다.
- **도파민 조절 장애 증후군** - 시네메트나 마도파(도스티넥스), 페르골리드(페르막스), 로티고틴(뉴프로)에 대한 갈망과 과량 복용에 의한 중독 유사 장애.
- **모노아민산화효소억제제** - 도파민의 분해를 억제하는 파킨슨병 치료제. 여기에는 제네릭 셀레길린, 자이디스 셀레길린 붕해정(젤라파 자이디스), 아질렉트(라사길린)가 있다. 모노아민산화효소-B 억제제 저용량은 파킨슨병 치료에서 타 약물과 병용한 경우에도 비교적 안전하다. 약물 상호작용이 있는 것은 모노아민산화효소-A 억제제로서, 모노아민산화효소-A 억제제는 파킨슨병에 거의 쓰이지 않는다.
- **충동 조절장애** - 도파민 효현제 사용에 의한 행동 문제들(폭식, 도박, 과다성욕, 기타 부적절한 행동).
- **루이 소체** - 알파시누클레인을 포함하고 있는 단백질의 침착. 이 침착은 파킨슨병의 병리적 특징임.
- **펀딩** - 환자가 반복적인 기계 조작을 하는 충동적 행동.

참고 문헌

1. Wang, S.-C., *Lu Xun, a Biography* 1984: Foreign Languages Press.
2. Steinbeck, J., *Travels with Charley in Search of America*. Penguin Classic 2012: Penguin.
3. Bhalla, S., *Quotes of Gandhi* 1995: UBS Publishers Distributors.
4. Dorsey, E.R., et al., *Projected number of people with Parkinson disease in the most populous nations, 2005 through 2030*. Neurology, 2007. 68(5): p. 384-6.
5. Dungy, T., *The Mentor Leader: Secrets to Building People and Teams That Win Consistently* 2010: Tyndale Momentum.
6. *From James Parkinson to Friederich Lewy: leaving landmarks for further research journeys*. Funct Neurol, 2003. 18(2): p. 63-4.
7. Holdorff, B., *Friedrich Heinrich Lewy (1885-1950) and his work*. J Hist Neurosci, 2002. 11(1): p. 19-28.
8. Paterniti, M., *Driving Mr. Albert: A Trip Across America with Einstein's Brain* 2001: Dial Press.
9. Abelson, J.N., Simon, M.I., Wetzel, R., *Amyloid, Proteins, Prions, and Other Aggregates*. Vol. 309. 1999: Academic Press.
10. Braak, E. and H. Braak, *Silver staining method for demonstrating Lewy bodies in Parkinson's disease and argyrophilic oligodendrocytes in multiple system atrophy*. J Neurosci Methods, 1999. 87(1): p. 111-5.
11. Braak, H. and E. Braak, *Pathoanatomy of Parkinson's disease*. J Neurol, 2000. 247 Suppl 2: p. II3-10.
12. Braak, H., et al., *Pattern of brain destruction in Parkinson's and Alzheimer's diseases*. J Neural Transm, 1996. 103(4): p. 455-90.
13. Takahashi, H., *[Pathology of neurodegenerative diseases: with special reference to Parkinson's disease and amyotrophic lateral sclerosis]*. Rinsho Shinkeigaku, 2002. 42(11): p. 1085-7.
14. Cooper, J.M.J., *Woodrow Wilson: A Biography* 2011: Vintage First Edition.
15. Carp, L., *George Gershwin-illustrious American composer: his fatal glioblastoma*. Am J Surg Pathol, 1979. 3(5): p. 473-8.
16. Ljunggren, B., *The case of George Gershwin*. Neurosurgery, 1982. 10(6 Pt 1): p. 733-6.
17. Parent, M. and A. Parent, *Substantia nigra and Parkinson's disease: a brief*

history of their long and intimate relationship. Can J Neurol Sci, 2010. 37(3): p. 313-9.
18. Finger, S., *Origins of Neuroscience: A History into Explanations into Brain Function* 2001: Oxford University Press.
19. Okun, M.S., Fernandez, H.H., *Ask the Doctor About Parkinson's Disease* 2009: Demos Health.
20. Jin, D.Z., N. Fujii, and A.M. Graybiel, *Neural representation of time in cortico-basal ganglia circuits*. Proc Natl Acad Sci U S A, 2009. 106(45): p. 19156-61.
21. Sacks, O., *Awakenings* 1999: Vintage.
22. Langston, J.W., *The Case of the Frozen Addict* 1996: Vintage.
23. Stegemoller, E.L., T. Simuni, and C. MacKinnon, *Effect of movement frequency on repetitive finger movements in patients with Parkinson's disease*. Mov Disord, 2009. 24(8): p. 1162-9.
24. Stegemoller, E.L., T. Simuni, and C.D. Mackinnon, *The effects of Parkinson's disease and age on syncopated finger movements*. Brain Res, 2009. 1290: p. 12-20.
25. Benabid, A.L., *[Stimulation therapies for Parkinson's disease: over the past two decades]*. Bull Acad Natl Med, 2010. 194(7): p. 1273-86.
26. Benabid, A.L., et al., *Long-term electrical inhibition of deep brain targets in movement disorders*. Mov Disord, 1998. 13 Suppl 3: p. 119-25.
27. Benabid, A.L., et al., *Chronic VIM thalamic stimulation in Parkinson's disease, essential tremor and extra-pyramidal dyskinesias*. Acta Neurochir Suppl (Wien), 1993. 58: p. 39-44.
28. Benabid, A.L., J.F. Le Bas, and P. Pollak, *[Therapeutic and physiopathological contribution of electric stimulation of deep brain structures in Parkinson's disease]*. Bull Acad Natl Med, 2003. 187(2): p. 305-19; discussion 319-22.
29. Benazzouz, A. and M. Hallett, *Mechanism of action of deep brain stimulation*. Neurology, 2000. 55(12 Suppl 6): p. S13-6.
30. Lozano, A.M., et al., *Deep brain stimulation for Parkinson's disease: disrupting the disruption*. Lancet Neurol, 2002. 1(4): p. 225-31.
31. Lozano, A.M. and H. Eltahawy, *How does DBS work?* Suppl Clin Neurophysiol, 2004. 57: p. 733-6.
32. McIntyre, C.C., et al., *Uncovering the mechanism(s) of action of deep brain stimulation: activation, inhibition, or both*. Clin Neurophysiol, 2004. 115(6): p. 1239-48.
33. McIntyre, C.C., et al., *How does deep brain stimulation work? Present understanding and future questions*. J Clin Neurophysiol, 2004. 21(1): p. 40-50.

34. Okun, M.S., *Deep-brain stimulation for Parkinson's disease*. N Engl J Med, 2012. 367(16): p. 1529-38.
35. Lee, K.H., et al., *Emerging techniques for elucidating mechanism of action of deep brain stimulation*. Conf Proc IEEE Eng Med Biol Soc, 2011. 2011: p. 677-80.
36. Lee, K.H., et al., *High frequency stimulation abolishes thalamic network oscillations: an electrophysiological and computational analysis*. J Neural Eng, 2011. 8(4): p. 046001.
37. Vedam-Mai, V., et al., *Deep brain stimulation and the role of astrocytes*. Mol Psychiatry, 2012. 17(2): p. 124-31, 115.
38. Steindler, D.A., M.S. Okun, and B. Scheffler, *Stem cell pathologies and neurological disease*. Mod Pathol, 2012. 25(2): p. 157-62.
39. Wang, S., et al., *Neurogenic potential of progenitor cells isolated from postmortem human Parkinsonian brains*. Brain Res, 2012. 1464: p. 61-72.
40. Okun, M.S. and K.D. Foote, *Parkinson's disease DBS: what, when, who and why? The time has come to tailor DBS targets*. Expert Rev Neurother, 2010. 10(12): p. 1847-57.
41. Oyama, G., et al., *Selection of deep brain stimulation candidates in private neurology practices: referral may be simpler than a computerized triage system*. Neuromodulation, 2012. 15(3): p. 246-50; discussion 250.
42. Okun, M.S., et al., *Development and initial validation of a screening tool for Parkinson disease surgical candidates*. Neurology, 2004. 63(1): p. 161-3.
43. Alexander, G.E., M.D. Crutcher, and M.R. DeLong, *Basal ganglia-thalamocortical circuits: parallel substrates for motor, oculomotor, "prefrontal" and "limbic" functions*. Prog Brain Res, 1990. 85: p. 119-46.
44. Alexander, G.E., M.R. DeLong, and P.L. Strick, *Parallel organization of functionally segregated circuits linking basal ganglia and cortex*. Annu Rev Neurosci, 1986. 9: p. 357-81.
45. DeLong, M. and T. Wichmann, *Deep brain stimulation for movement and other neurologic disorders*. Ann N Y Acad Sci, 2012. 1265: p. 1-8.
46. DeLong, M.R., et al., *Role of basal ganglia in limb movements*. Hum Neurobiol, 1984. 2(4): p. 235-44.
47. Delong, M.R., et al., *Functional organization of the basal ganglia: contributions of single-cell recording studies*. Ciba Found Symp, 1984. 107: p. 64-82.
48. Goetz, C.G., *The history of Parkinson's disease: early clinical descriptions and neurological therapies*. Cold Spring Harb Perspect Med, 2011. 1(1): p. a008862.
49. Kempster, P.A., B. Hurwitz, and A.J. Lees, *A new look at James Parkinson's*

Essay on the Shaking Palsy. Neurology, 2007. 69(5): p. 482-5.
50. Williams, D.R., *James Parkinson's London*. Mov Disord, 2007. 22(13): p. 1857-9.
51. Aarsland, D., et al., *Depression in Parkinson disease--epidemiology, mechanisms and management*. Nat Rev Neurol, 2012. 8(1): p. 35-47.
52. Gallagher, D.A. and A. Schrag, *Psychosis, apathy, depression and anxiety in Parkinson's disease*. Neurobiol Dis, 2012. 46(3): p. 581-9.
53. Tan, L.C., *Mood disorders in Parkinson's disease*. Parkinsonism Relat Disord, 2012. 18 Suppl 1: p. S74-6.
54. Aarsland, D., L. Marsh, and A. Schrag, *Neuropsychiatric symptoms in Parkinson's disease*. Mov Disord, 2009. 24(15): p. 2175-86.
55. Marsh, L., et al., *Provisional diagnostic criteria for depression in Parkinson's disease: report of an NINDS/NIMH Work Group*. Mov Disord, 2006. 21(2): p. 148-58.
56. Marsh, L., et al., *Psychiatric comorbidities in patients with Parkinson disease and psychosis*. Neurology, 2004. 63(2): p. 293-300.
57. Pontone, G.M., et al., *Prevalence of anxiety disorders and anxiety subtypes in patients with Parkinson's disease*. Mov Disord, 2009. 24(9): p. 1333-8.
58. Pontone, G.M., et al., *Anxiety and self-perceived health status in Parkinson's disease*. Parkinsonism Relat Disord, 2011. 17(4): p. 249-54.
59. Kirsch-Darrow, L., et al., Dissociating apathy and depression in Parkinson disease. Neurology, 2006. 67(1): p. 33-8.
60. Postuma, R.B., et al., *Identifying prodromal Parkinson's disease: pre-motor disorders in Parkinson's disease*. Mov Disord, 2012. 27(5): p. 617-26.
61. Postuma, R.B., J.F. Gagnon, and J.Y. Montplaisir, *REM sleep behavior disorder: from dreams to neurodegeneration*. Neurobiol Dis, 2012. 46(3): p. 553-8.
62. Schulte, E.C. and J. Winkelmann, *When Parkinson's disease patients go to sleep: specific sleep disturbances related to Parkinson's disease*. J Neurol, 2011. 258(Suppl 2): p. S328-35.
63. Suzuki, K., et al., *[Sleep disturbances in patients with Parkinson disease]*. Brain Nerve, 2012. 64(4): p. 342-55.
64. Barbeau, A., H. Mars, and L. Gillo-Joffroy, *Adverse clinical side effects of levodopa therapy*. Contemp Neurol Ser, 1971. 8: p. 203-37.
65. Barbeau, A., et al., *Levodopa combined with peripheral decarboxylase inhibition in Parkinson's disease*. Can Med Assoc J, 1972. 106(11): p. 1169-74.
66. Barbeau, A., *Editorial: Long-term assessment of levodopa therapy in Parkinson's disease*. Can Med Assoc J, 1975. 112(12): p. 1379-80.
67. Barbeau, A., *High-level levodopa therapy in Parkinson's disease: five years*

later. Trans Am Neurol Assoc, 1974. 99: p. 160-3.

68. Barbeau, A., *[The use of levodopa in diseases other than Parkinsonism]*. Union Med Can, 1972. 101(5): p. 849-52.
69. Friedman, J.H., *Punding on levodopa*. Biol Psychiatry, 1994. 36(5): p. 350-1.
70. Fernandez, H.H. and J.H. Friedman, *Punding on L-dopa*. Mov Disord, 1999. 14(5): p. 836-8.
71. Hammond, C.J., H.H. Fernandez, and M.S. Okun, *Reflections: neurology and the humanities. A punder in Catch-22*. Neurology, 2009. 72(6): p. 574-5.
72. Heller, J., *Catch-22* 1961: Simon and Schuster.
73. Giovannoni, G., et al., *Hedonistic homeostatic dysregulation in patients with Parkinson's disease on dopamine replacement therapies*. J Neurol Neurosurg Psychiatry, 2000. 68(4): p. 423-8.
74. LeWitt, P.A., J. Dubow, and C. Singer, *Is levodopa toxic? Insights from a brain bank*. Neurology, 2011. 77(15): p. 1414-5.
75. Parkkinen, L., et al., *Does levodopa accelerate the pathologic process in Parkinson disease brain?* Neurology, 2011. 77(15): p. 1420-6.
76. Fahn, S., et al., *Levodopa and the progression of Parkinson's disease*. N Engl J Med, 2004. 351(24): p. 2498-508.
77. Okun, M.S., et al., *Piloting the NPF data-driven quality improvement initiative*. Parkinsonism Relat Disord, 2010. 16(8): p. 517-21.
78. Voon, V. and S.H. Fox, *Medication-related impulse control and repetitive behaviors in Parkinson disease*. Arch Neurol, 2007. 64(8): p. 1089-96.
79. Voon, V., et al., *Impulse control disorders in Parkinson disease: a multicenter case--control study*. Ann Neurol, 2011. 69(6): p. 986-96.
80. Weintraub, D., *Dopamine and impulse control disorders in Parkinson's disease*. Ann Neurol, 2008. 64 Suppl 2: p. S93-100.
81. Weintraub, D., et al., *Impulse control disorders in Parkinson disease: a cross-sectional study of 3090 patients*. Arch Neurol, 2010. 67(5): p. 589-95.
82. Weintraub, D., et al., *Association of dopamine agonist use with impulse control disorders in Parkinson disease*. Arch Neurol, 2006. 63(7): p. 969-73.
83. Shapiro, M.A., et al., *The four As associated with pathological Parkinson disease gamblers: anxiety, anger, age, and agonists*. Neuropsychiatr Dis Treat, 2007. 3(1): p. 161-7.
84. Limotai, N., et al., *Addiction-like manifestations and Parkinson's disease: a large single center 9-year experience*. Int J Neurosci, 2012. 122(3): p. 145-53.
85. Rabinak, C.A. and M.J. Nirenberg, *Dopamine agonist withdrawal syndrome in Parkinson disease*. Arch Neurol, 2010. 67(1): p. 58-63.
86. Moum, S.J., et al., *Effects of STN and GPi deep brain stimulation on impulse control disorders and dopamine dysregulation syndrome*. PLoS One, 2012.

7(1): p. e29768.
87. Lhommee, E., et al., *Subthalamic stimulation in Parkinson's disease: restoring the balance of motivated behaviours*. Brain, 2012. 135(Pt 5): p. 1463-77.
88. Zigmond, M.J., et al., *Neurorestoration by physical exercise: moving forward*. Parkinsonism Relat Disord, 2012. 18 Suppl 1: p. S147-50.
89. Smith, A.D. and M.J. Zigmond, *Can the brain be protected through exercise? Lessons from an animal model of parkinsonism*. Exp Neurol, 2003. 184(1): p. 31-9.
90. Petzinger, G.M., et al., *Enhancing neuroplasticity in the basal ganglia: the role of exercise in Parkinson's disease*. Mov Disord, 2010. 25 Suppl 1: p. S141-5.
91. Fisher, B., *Intervention that challenges the nervous system confronts the challenge of real-world clinical practice*. J Neurol Phys Ther, 2011. 35(3): p. 148-9.
92. Corcos, D.M., C.L. Comella, and C.G. Goetz, *Tai chi for patients with Parkinson's disease*. N Engl J Med, 2012. 366(18): p. 1737-8; author reply 1738.
93. Hass, C.J., et al., *Progressive resistance training improves gait initiation in individuals with Parkinson's disease*. Gait Posture, 2012. 35(4): p. 669-73.
94. Snijders, A.H., et al., *Bicycling breaks the ice for freezers of gait*. Mov Disord, 2011. 26(3): p. 367-71.
95. Snijders, A.H., M. van Kesteren, and B.R. Bloem, *Cycling is less affected than walking in freezers of gait*. J Neurol Neurosurg Psychiatry, 2012. 83(5): p. 575-6.
96. Alberts, J.L., et al., *It is not about the bike, it is about the pedaling: forced exercise and Parkinson's disease*. Exerc Sport Sci Rev, 2011. 39(4): p. 177-86.
97. Ahlskog, J.E., *Does vigorous exercise have a neuroprotective effect in Parkinson disease?* Neurology, 2011. 77(3): p. 288-94.
98. Keus, S.H., et al., *The ParkinsonNet trial: design and baseline characteristics*. Mov Disord, 2010. 25(7): p. 830-7.
99. Keus, S.H., et al., *Improving community healthcare for patients with Parkinson's disease: the dutch model*. Parkinsons Dis, 2012. 2012: p. 543426.
100. Munneke, M., et al., *Efficacy of community-based physiotherapy networks for patients with Parkinson's disease: a cluster-randomised trial*. Lancet Neurol, 2010. 9(1): p. 46-54.
101. Nijkrake, M.J., et al., *The ParkinsonNet concept: development, implementation and initial experience*. Mov Disord, 2010. 25(7): p. 823-9.
102. Aminoff, M.J., et al., *Management of the hospitalized patient with Parkinson's disease: current state of the field and need for guidelines*. Parkinsonism Relat Disord, 2011. 17(3): p. 139-45.

103. Gerlach, O.H., et al., *Deterioration of Parkinson's disease during hospitalization: survey of 684 patients*. BMC Neurol, 2012. 12: p. 13.
104. Gerlach, O.H., V.J. Rouvroije, and W.E. Weber, *Parkinson's disease and hospitalization: the need for guidelines*. Parkinsonism Relat Disord, 2011. 17(6): p. 498.
105. Chou, K.L., et al., *Hospitalization in Parkinson disease: a survey of National Parkinson Foundation Centers*. Parkinsonism Relat Disord, 2011. 17(6): p. 440-5.
106. Wexler, A., *Mapping Fate: A Memoir of Family, Risk, and Genetic Research* 1996: University of California Press.
107. Tanner, C.M., et al., *Rotenone, paraquat, and Parkinson's disease*. Environ Health Perspect, 2011. 119(6): p. 866-72.
108. Goldman, S.M., et al., *Occupation and parkinsonism in three movement disorders clinics*. Neurology, 2005. 65(9): p. 1430-5.
109. Goldman, S.M., et al., *Solvent exposures and Parkinson disease risk in twins*. Ann Neurol, 2012. 71(6): p. 776-84.
110. Hancock, D.B., et al., *Pesticide exposure and risk of Parkinson's disease: a family-based case-control study*. BMC Neurol, 2008. 8: p. 6.
111. Dick, F.D., et al., *Gene-environment interactions in parkinsonism and Parkinson's disease: the Geoparkinson study*. Occup Environ Med, 2007. 64(10): p. 673-80.
112. Christine, C.W., et al., *Safety and tolerability of putaminal AADC gene therapy for Parkinson disease*. Neurology, 2009. 73(20): p. 1662-9.
113. Marks, W.J., Jr., et al., *Gene delivery of AAV2-neurturin for Parkinson's disease: a double-blind, randomised, controlled trial*. Lancet Neurol, 2010. 9(12): p. 1164-72.
114. LeWitt, P.A., et al., *AAV2-GAD gene therapy for advanced Parkinson's disease: a double-blind, sham-surgery controlled, randomised trial*. Lancet Neurol, 2011. 10(4): p. 309-19.
115. Kaplitt, M.G., et al., *Safety and tolerability of gene therapy with an adeno-associated virus (AAV) borne GAD gene for Parkinson's disease: an open label, phase I trial*. Lancet, 2007. 369(9579): p. 2097-105.
116. Feigin, A., et al., *Modulation of metabolic brain networks after subthalamic gene therapy for Parkinson's disease*. Proc Natl Acad Sci U S A, 2007. 104(49): p. 19559-64.
117. Mitka, M., *Experimental RNA therapy shows promise against Ebola virus in monkey studies*. JAMA, 2010. 304(1): p. 31.
118. Geisbert, T.W., et al., *Postexposure protection of non-human primates against a lethal Ebola virus challenge with RNA interference: a proof-of-concept*

study. Lancet, 2010. 375(9729): p. 1896-905.

119. Feldmann, H., *Are we any closer to combating Ebola infections?* Lancet, 2010. 375(9729): p. 1850-2.

120. Kravitz, A.V., et al., *Regulation of parkinsonian motor behaviours by optogenetic control of basal ganglia circuitry*. Nature, 2010. 466(7306): p. 622-6.

121. Bass, C.E., et al., *Optogenetic control of striatal dopamine release in rats*. J Neurochem, 2010. 114(5): p. 1344-52.

Michael S. Okun

파킨슨병 치료 분야의 세계적인 권위자로, 많은 저술을 통해 이 질환을 앓는 사람들을 대변하고 그들에게 힘을 실어주어 왔다. 그는 현재 플로리다 의과대학의 맥나이트 뇌 연구소의 신경퇴행 질환 연구센터 중 한 곳인 이상운동질환과 신경회복 센터의 교수, 행정 책임자, 공동 센터장이다. 이 센터는 다양한 대학 전공을 가진 45명 이상의 다학문적 강사진을 보유하고 있는 유일한 곳이며, 그들 모두는 치료, 봉사, 교육, 연구에 헌신적이다. 모든 전문가들이 한곳에 거주하며 파킨슨병 환자들을 위해 더 나은 치료 모델을 제공하고 있다. 닥터 오쿤은 파킨슨병을 위한 이 다학문적 치료 개념을 위해 헌신해 왔는데, 2006년에 국립파킨슨재단의 의료책임자로 임명된 이후 40개 이상의 국립파킨슨재단 우수 센터들과 함께 일하며 그들이 파킨슨병, 근긴장이상, 뚜렛 증후군, 운동질환을 치료, 연구, 봉사하기에 최상의 환경을 조성할 수 있도록 노력해 왔다. 닥터 오쿤은 운동질환과 신경회복 센터의 설립과 그 센터가 환자 중심적 치료를 완전하게 구축하도록 하는 데 중심이 된 사람들 중 한 명이었다. 닥터 오쿤은 국립파킨슨재단, 국립보건원, 마이클 제이 폭스 파킨슨 재단으로부터 연구비 지원을 받은 바 있으며, 현재 국립파킨슨재단의 웹사이트에서 '전문가에게 물어보세요'라는 국제 온라인 포럼을 운영하고 있다. 이 포럼은 모든 대륙으로부터의 질문에 무료로 답을 해 주고 있는데 지난 3년간 올라온 질문들의 수가 1만 개가 넘는다.

닥터 오쿤은 경력의 많은 부분을 운동질환을 앓는 환자들을 위한 치료 기관의 발전에 바쳤다. 또한 비운동성 기저핵 뇌 특성에 대한 풍부한 연구 활동과 더불어 뇌심부자극술의 인식, 행동, 정서 효과에 대한 연구에 참여했다. 닥터 오쿤은 아들레이드 래크너의 신경학 교수직을 보유하고 있으며, 300개 이상의 상호심사 논문을 발표했고, 「JAMA」와 「New England Journal of Medicine」을 포함하는 25개 이상의 주요 의학저널의 검토자로 활동했다. 그는 전 세계에서 초청을 받아 파킨슨병과 운동질환에 대해 강의를 했다. 그의 다양한 저술들은 「New England

Journal of Medicine』을 포함하는 많은 저널들, 국립파킨슨재단의 환자 포럼, 블로그 등 많은 매체와 여러 언어로 발표되어 있다. 파킨슨병 치료에 대한 그의 최신 지견을 듣기 위해 플로리다 게이네스빌에 세계 각지에서 많은 방문객들이 찾아오고 있고, 강연자로서도 국제적으로 명성이 높다. 『파킨슨병에 대해 전문가에게 물어보세요』와 『잠들기 전의 교훈』(1995) 등 유명한 책들을 저술했다.

이호원

경북대학교 의과대학을 졸업하고 동 대학원에서 퇴행성 뇌질환을 전공했다(의학박사, 신경과 전문의). 미국 텍사스 베일러 의과대학 신경과에서 치매와 알츠하이머병을 공부하고 미국 플로리다 주립 의과대학 신경과에서 파킨슨병을 공부했다. 대구 · 경북 노인보건의료센터장과 칠곡경북대병원 뇌신경센터장을 역임하였고 현재 경북대학교 의과대학 신경과 교수로 재직 중이다.

의과대학을 마치고 노숙인들의 보호시설인 대구광역시립희망원에 잠시 근무하는 동안 뇌질환, 특히 퇴행성 뇌질환인 치매와 파킨슨병에 관심을 가져 신경학을 전공하기로 결심했다. 그는 인간의 모든 행동은 뇌에 의해 결정되며 아직 우리가 몰라서 마음이라는 표현을 사용한다고 늘 이야기할 정도로 그의 생각에는 항상 뇌가 떠나지 않는다. 지금까지 국내외 학술지에 퇴행성 뇌질환에 관한 많은 논문을 게재하였고, 또한 기초과학자들과 함께 이 질환의 조기 진단을 위한 연구를 계속하고 있으며 다수의 특허도 보유하고 있다. 그는 퇴행성 뇌질환 극복을 위해 매진하며, 치매와 파킨슨병으로 고통 받는 환자들과 더불어 사는 삶을 살아가고 있다.